Stephy Culas Stephen
John Roshan T
Adersh G A

ESTÉTICA EM IMPLANTES

Stephy Culas Stephen
John Roshan T
Adersh G A

ESTÉTICA EM IMPLANTES

ScienciaScripts

Cover image: www.ingimage.com

This book is a translation from the original published under ISBN 978-620-6-78926-0.

Publisher:
Sciencia Scripts
is a trademark of
Dodo Books Indian Ocean Ltd. and OmniScriptum S.R.L publishing group

120 High Road, East Finchley, London, N2 9ED, United Kingdom
Str. Armeneasca 28/1, office 1, Chisinau MD-2012, Republic of Moldova, Europe
Printed at: see last page
ISBN: 978-620-8-19031-6

ÍNDICE

CAPÍTULO 1: ANATOMIA DAS ESTRUTURAS PERIODONTAIS

O termo cosmético refere-se a substâncias e procedimentos que são utilizados para melhorar as caraterísticas ou corrigir defeitos de aparência. Os cosméticos são as preparações utilizadas para alterar a aparência ou realçar a beleza do rosto, da pele ou do cabelo. Os procedimentos cirúrgicos cosméticos intra-orais com incisões minimamente invasivas foram inspirados nas cirurgias cosméticas da face. Estão ligados a factores como a fragilidade dos tecidos orais e os movimentos musculares dos músculos faciais.[1]

O termo estética é diferente de cosmética na medida em que significa "beleza natural" - uma qualidade que vem de dentro. Pode ser definido como a ciência da beleza aplicada na natureza e na arte. Enquanto a beleza é geralmente descrita como "uma reação psicológica agradável a um estímulo visual", a palavra arte deriva do latim ars, que significa "habilidade". Para que uma obra de arte seja avaliada como boa, deve ser satisfatória para os sentidos, o que é referido nas artes visuais como "as relações entre cores, linhas e massas no espaço". [2]

A medicina dentária cosmética foi definida pela Philips como um procedimento eletivo destinado a alterar o periodonto natural ou não natural existente para uma configuração percebida pelo paciente para melhorar a aparência, enquanto a medicina dentária estética é um procedimento de reabilitação que corrige um problema funcional utilizando técnicas que serão menos aparentes no periodonto natural remanescente e/ou nos tecidos associados. [3]

A terapia de implantes estéticos é uma modalidade de tratamento avançada no campo atual da implantologia, com o objetivo de alcançar um resultado de tratamento estético e funcional ideal no rebordo alveolar ou nos espaços edêntulos. A terapia de implantes estéticos tornou-se parte integrante da implantologia moderna, uma vez que complementa os resultados globais da implantologia oral. Recentemente, foram introduzidos avanços significativos, incluindo novas técnicas para desenvolver ou regenerar locais receptores de implantes através da estimulação de tecidos duros e moles e da reprodução de contornos saudáveis dos tecidos peri-implantares que resistem a forças mecânicas e ao trauma mastigatório. A "terapia reconstrutiva estética com implantes" foi sugerida como um termo para descrever os diferentes procedimentos intra-orais e as suas implicações clínicas. [1]

A escultura de tecidos moles[4] , a utilização de enxertos de tecido conjuntivo[5] e enxertos gengivais livres[6] , a melhoria dos contornos dos tecidos moles[7] , a utilização de novos desenhos de retalhos mucoperiostais conservadores melhorados[8] , e métodos para melhorar a topografia dos tecidos moles no momento da cirurgia de segunda fase[9] foram todos inventados para beneficiar os resultados estéticos. Foram introduzidas muitas técnicas para alcançar uma altura e largura adequadas do osso alveolar, de modo a obter um perfil de emergência natural ótimo[10] . Jovanovic definiu o termo enxerto ósseo estético como a regeneração da estrutura óssea perdida para as suas dimensões biológicas originais, não só para servir funcionalmente, mas também esteticamente [11]

Misch afirmou que as técnicas de melhoramento estético são muitas vezes realizadas à custa da saúde sulcular, porque alguns procedimentos clínicos podem ser invasivos para os tecidos peri-implantares. Por conseguinte, os procedimentos cirúrgicos estéticos devem centrar-se na preservação dos tecidos circundantes e ser menos invasivos por natureza. [12]

Anatomia das estruturas periodontais

À semelhança da relação entre os tecidos periodontais e um dente natural, os tecidos de suporte de um implante osseointegrado devem ser organizados não só para ancorar o implante no osso, mas também para formar um selo protetor de tecido mole à volta do implante à medida que este emerge na cavidade oral. Esta vedação biológica dos tecidos moles protege o implante, resistindo aos desafios apresentados por irritantes bacterianos, bem como ao trauma mecânico resultante de procedimentos de restauração, forças mastigatórias e manutenção da higiene oral. Há muito que se reconhece que, para ser clinicamente bem sucedido, um implante dentário de titânio deve formar e manter a integração não só com o osso, mas também com o tecido conjuntivo e o epitélio. O termo integração dos tecidos moles descreve os processos biológicos que ocorrem durante a formação e maturação da relação estrutural entre os tecidos moles (tecido conjuntivo e epitélio) e a porção transmucosa do implante. Embora a investigação experimental e clínica só recentemente tenha começado a centrar-se na melhoria da nossa compreensão dos factores que podem afetar este ambiente de tecidos moles, os nossos conhecimentos actuais indicam que a manutenção de uma barreira de tecidos moles saudável é tão importante como a própria osteointegração para o sucesso a longo prazo de uma prótese implanto-suportada

1) Gengiva

A mucosa oral, ou epitélio da membrana mucosa da boca, pode ser dividida em três tipos: mucosa mastigatória (gengiva e palato duro), mucosa de revestimento (lábios, bochechas, vestíbulo, pavimento da boca, base da língua e palato mole) e mucosa sensorial especializada (papilas gustativas no dorso da língua).[14] A gengiva é constituída por tecido conjuntivo gengival e um revestimento epitelial. A superfície da gengiva é queratinizada, exceto na região do colo interdentário. A gengiva estende-se desde a margem gengival até à junção mucogengival. A espessura média do tecido gengival é de cerca de 1 mm.[15] A sua dimensão vertical está sujeita a grande variação e pode ir de 1 a 9 mm, mas é geralmente maior para vestibular em relação aos dentes anteriores superiores e menor para lingual em relação aos dentes anteriores mandibulares. [16]

Gengiva livre

A gengiva livre tem um aspeto liso e estende-se ao longo das superfícies vestibular e lingual dos dentes, desde a margem gengival até ao bordo apical da inserção epitelial. Este limite, localizado ao nível da junção cemento-esmalte, pode ser identificado clinicamente como o sulco gengival em 30% a 40% de todos os pacientes. [17]

Em direção à cavidade oral, a gengiva livre é coberta por um epitélio escamoso estratificado queratinizado. Em direção à superfície do dente, retrai-se ligeiramente para formar um sulco pouco profundo que, em condições saudáveis, tem uma profundidade de aproximadamente 0,5 mm. O sulco é revestido por epitélio sulcular oral, que se estende coronalmente para se fundir com o epitélio gengival oral. Histologicamente, a estrutura geral do epitélio sulcular oral assemelha-se à do epitélio gengival oral, com exceção das camadas mais externas de células. No epitélio sulcular oral, estas são mais finas e, em parte, incompletamente queratinizadas. Esse padrão de queratinização incompleta é chamado de paraqueratinização.[13]

Na parte inferior do sulco gengival, o epitélio sulcular oral funde-se com o epitélio juncional, que forma uma ligação epitelial de 1 a 2 mm de largura na superfície do esmalte. O epitélio juncional é um epitélio estratificado não queratinizado que envolve o dente como um colar e se assemelha a uma fina cunha em secção transversal. A tarefa básica do epitélio juncional é manter a continuidade do revestimento epitelial da cavidade oral em direção à superfície do dente e, assim, proteger o osso subjacente da invasão microbiana. [13]

Gengiva aderente

Por vestibular e lingual às fileiras de dentes, a gengiva livre torna-se contínua com a gengiva aderida, que está firmemente ligada ao cemento e ao osso alveolar. Na junção mucogengival, a gengiva se funde com a mucosa móvel que reveste o osso alveolar. Palatalmente, a gengiva anexa faz uma transição suave para a mucosa mastigatória que cobre o palato duro. Quando saudável, a superfície da gengiva anexa tem uma cor rosa e uma aparência pontilhada. [13]

Gengiva interdental

A gengiva interdental preenche o espaço entre dois dentes em contacto e tem uma parte livre e uma parte fixa. A forma da gengiva interdentária é determinada pelas superfícies dentárias adjacentes, pela área de contacto interdentária e pelo septo ósseo interdentário. Os tecidos nas faces vestibulares e linguais dos dentes sobressaem para fora, formando as papilas vestibulares e linguais. A depressão em forma de sela entre as duas papilas é chamada de colo interdental.[18]

2) Aparelho de fibra periodontal e cimento

Os feixes de fibras de colagénio dispostos de forma funcional inserem-se na superfície da raiz, formando dois componentes distintos, um supra-alveolar e outro alveolar. O componente supra-alveolar (fixação do tecido conjuntivo) proporciona a fixação entre os dentes e a gengiva marginal, enquanto o componente alveolar proporciona a fixação entre os dentes e os alvéolos ósseos nos quais estão suspensos. Os feixes de fibras que se inserem no cemento e na placa cribriforme do osso alveolar que reveste os alvéolos são denominados fibras de Sharpey. [13]

Cada feixe de fibras gengivais tem uma orientação funcional e é identificado de acordo com a sua inserção e o caminho distinto que segue através do tecido. Por exemplo, as fibras transeptais ancoram cada dente à sua dentição vizinha. Passando diretamente sobre o septo interdentário e inserindo-se no cemento supra-alveolar dos dentes adjacentes, estes feixes de fibras contribuem para uma estabilidade significativa de cada dente na arcada. As fibras dentoperiosteais e dentogengivais também estão embutidas no cemento supra-alveolar e se estendem inferior e superiormente na gengiva presa e livre, respetivamente. As fibras circulares correm circunferencialmente através da gengiva livre, unindo os feixes de fibras que correm verticalmente para circundar o dente. Além de fixar o dente no alvéolo, as fibras dentoperiosteais, dentogengivais e circulares desempenham um papel importante na imobilização dos tecidos gengivais que circundam o dente. [13]

3) Processo alveolar

Os processos alveolares são constituídos por placas corticais vestibulares e linguais de osso compacto, uma placa cribriforme (lâmina cribriforme) que reveste os alvéolos, e osso esponjoso ou trabecular entre elas. Na maxila, a placa cortical é mais espessa na face palatina do que na face vestibular das raízes. A placa cortical mandibular é mais densa do que a placa cortical maxilar, especialmente na região anterior e nas faces lingual e vestibular dos molares, onde é reforçada pelas cristas oblíquas interna e externa. O osso esponjoso localizado entre a placa cortical vestibular e lingual e a placa cribriforme é constituído por uma rede frouxa de trabéculas ósseas entre as quais se interpõem espaços medulares bem perfundidos e ricos em células [19]

O osso alveolar sofre uma remodelação constante. Através da degradação e síntese contínuas de lamelas e osteões, os osteoblastos e osteoclastos interagem para assegurar a adaptação contínua a cargas funcionais variáveis e a reparação de problemas após microtraumas. O endósteo e o perióteo desempenham papéis fundamentais nesta complexa atividade metabólica. Uma vez que é controlado por hormonas e factores de crescimento, o osso é um tecido altamente reativo e vital. [19]

4) Fornecimento de sangue e inervação

O principal fornecimento de sangue à maxila é efectuado pelas artérias alveolares superiores posteriores e pelas artérias alveolares superiores anteriores provenientes das artérias infra-orbitais. A mandíbula recebe o seu principal suprimento sanguíneo das artérias alveolares inferiores.

As artérias alveolares dividem-se em artérias dentárias, que entram nos ápices das raízes para irrigar os dentes. Antes de o fazer, fornecem sangue aos tecidos gengivais através de ramos que passam verticalmente através dos septos interdentários e do ligamento periodontal. A gengiva bucal e lingual é irrigada por numerosos ramos supra-periosteais das artérias faciais, das artérias infra-orbitais, da artéria incisiva e das artérias palatinas maiores e menores na maxila, e pelas artérias sublinguais, pelas artérias bucais e pelas artérias mentais na mandíbula. Assim, o sangue arterial para os tecidos periodontais é fornecido por fontes vasculares de três territórios diferentes - os septos interdentais, o ligamento periodontal e a mucosa oral - e esses vasos apresentam anastomoses frequentes. [20]

Na maxila, a inervação sensorial da gengiva labial é fornecida por terminações do nervo infraorbital na região anterior e pré-molar e por ramos alveolares superiores posteriores na região molar. A mucosa palatina anterior é inervada pelo nervo incisivo, enquanto o resto da mucosa palatina é inervada pelos nervos palatinos maior e menor. Na mandíbula, a inervação sensorial da gengiva labial é inervada pelo nervo mental na região anterior e pré-molar e pelo nervo bucal na região pré-molar e molar. A gengiva lingual é inervada pelo nervo sublingual. [20]

Os dentes são inervados pelos nervos alveolares superiores na maxila e pelo nervo alveolar inferior na mandíbula.

Anatomia das estruturas peri-implantares

A anatomia das estruturas peri-implantares é altamente dependente da posição do implante, do sistema de implante e do procedimento clínico utilizado.[21] A largura biológica é definida como a soma das alturas do epitélio juncional e do tecido conjuntivo subjacente. Tal como nos dentes naturais, a altura do tecido conjuntivo à volta dos implantes deve situar-se consistentemente no intervalo de aproximadamente 1,0 a 1,5 mm.[22] O epitélio juncional à volta dos implantes deve ter uma altura de 1,5 a 2,0 mm e deve estar ligado à superfície do implante através de hemidesmossomas e de uma lâmina basal interna.[23]

As fibras de tecido conjuntivo à volta dos implantes estendem-se paralelamente à superfície do implante e/ou pilar. O tecido conjuntivo à volta dos implantes tem uma percentagem mais elevada de fibras de colagénio e uma percentagem mais baixa de fibroblastos do que à volta dos dentes naturais, sendo muito semelhante ao tecido cicatricial do ponto de vista histomorfológico.[24]

A gengiva ao redor dos dentes naturais é suprida por fontes vasculares de três territórios diferentes (a região supraperiosteal, o espaço periodontal e o osso interdental). A mucosa peri-implantar é suprida apenas por vasos supraperiosteais e alguns vasos do osso. [25]

Devido à sua estrutura semelhante a um tecido cicatricial, à ausência de fibras de inserção e ao fornecimento relativamente fraco de sangue, o tecido peri-implantar pode ser menos resistente a impactos mecânicos e microbiológicos do que o tecido à volta dos dentes naturais.[13]

Factores internos e externos que afectam a saúde dos tecidos moles peri-implantares

Factores internos	Factores externos
Idade do doente	Consumo de tabaco
Saúde geral	Utilização de medicamentos
Estado periodontal da dentição remanescente	Higiene oral
Resistência do hospedeiro	Desenho do implante e caraterísticas da superfície
Doença sistémica	Técnica submersa vs não submersa
Fenótipo periodontal	Abordagem cirúrgica
Deiscência óssea pré-existente	Localização do implante
Profundidade vestibular	Profundidade de colocação do implante
Frénulo aberrante	Proeminência da posição do implante no alvéolo
Espessura do tecido aderente	Técnica de restauração
Dimensão apicocoronal do tecido aderente, se presente	Materiais de restauração

REFERÊNCIA

1. Abd El Salam El Askary, FUNDAMENTOS DA DENTISTRIA DE IMPLANTES ESTÉTICOS
2. Enciclopédia da Arte da Palavra. 1959. Vol. 15 McGraw-Hill, p. 68.
3. Philips, E.D. 1996. A anatomia de um sorriso. Saúde Oral (86), pp. 7-9, 11-3.
4. Bichacho, N., e C.J. Landsberg. 1994. Uma abordagem protética cirúrgica modificada para uma coroa única suportada por implante optimizada, parte I: O conceito de contorno cervical. Pract Periodont Aesthet Dent (6), pp. 35-41.
5. Khoury, F., e A. Happe. 2000. O método do retalho de tecido conjuntivo subepitelial palatino para a gestão de tecidos moles para cobrir defeitos maxilares: Um relatório clínico. Int J Oral Maxillofac Implants (15), pp. 415-418
6. Miller, P.D. 1982. Recobrimento radicular utilizando um auto-enxerto de tecido mole livre após aplicação de ácido cítrico. Parte I: Técnica. Int J Periodont Rest Dent (2), pp. 65-70
7. Lazara, R.J. 1993. Gerir a margem do tecido mole: A chave para a estética do implante. Pract Periodont Aesthet Dent (5), pp. 81-87.
8. Nemcovsky, C.E., O. Moses, e Z. Artzi. 2000. Retalho palatino rodado em procedimentos de implantes imediatos. Clin Oral Implant Res (11), pp. 83-90
9. Sharf, D.R., e D.P. Tarnow. 1992. Técnica de rolo modificada para aumento localizado do rebordo alveolar. Int J Periodontics Restorative Dent (12), pp. 415-425.
10. Pikos, M.A. 2000. Auto-enxertos em bloco para aumento localizado do rebordo: Parte II. A mandíbula posterior. Implant Dent (9), pp. 67-75.
11. Jovanovic, S.A. 1997. Reabilitação óssea para obter uma estética óptima. Pract Periodont Aesthet Dent, (9), pp. 41-52
12. Misch, E.C. 1999. Implante de um único dente. Em: Misch, C.E., ed. Implantologia Contemporânea. St. Louis: Mosby, pp. 397-428.
13. Otto zuhr marc hurzeler; cirurgia plástica estética periodontal e de implantes uma abordagem microcirúrgica.
14. Orban B. Sicher H. A mucosa oral. J Dent Educ 1945;10:94-103
15. Eger T, Muller HP, Heine ke A. Determinação ultra-sónica da espessura gengival. Variação do sujeito e influência do tipo de dente e caraterísticas clínicas. J Clin Periodontol 1 996;23:839--845.

16. Bowers G. Um estudo sobre a largura da gengiva descolada. J Periodontal 1 963;34:201-209.
17. Ainamo f, Loe H. Caraterísticas anatómicas da gengiva. Um estudo clínico e microscópico da gengiva livre e aderida. j Periodontal 1966;37:5-13.
18. Cohen B. Patologia dos tecidos interdentários U1e. Dent Pract 1 959;9:167-173.
19. Srhroedcr HE. The Periodontium. Berlin: Springer, 1986
20. Schroeder HE. Desenvolvimento, estrutura e função dos tecidos periodontais. 3. Ugamento periodontal. In: Schroeder HE. The Periodontium. Berlin: Springer. 1 986:1 70-
21. Berglundl1 T. Lindhe J, Ericsson I, Marinello C. Liljenberg B. Thomsen P. A barreira de tecido mole em implantes e dentes. Clio Oral Implants Res 1 991;2:81-90
22. Ahrahamsson I, Berglundh T, Lindhe). A barreira mucosa após a desconexão/reconexão do pilar. Um estudo experimental em cães. J Clio Periodontol 1 997;24:568-572
23. Berglundh T, Lind be). Dimensão da mucosa peri-implantar. A largura biológica revisitada. J Clin Periodontol 1996:23:971-973.
24. Moon I . Berglundh T. Abrahamsson I . Linder E, Lind he). A barreira entre a mucosa queratinizada e o implante dentário. Um estudo experimental no cão. J Clin Periodontol 1 999;26:658-663.
25. Berglundb T, Lindhe). Jonsson K, Ericsson I. A topografia dos sistemas vasculares nos tecidos periodontais e peri-implantares no cão. j Clin Periodontol 1 994;21:189-193.

CAPÍTULO 2: CRITÉRIOS ESTÉTICOS E FACTORES QUE INFLUENCIAM O RESULTADO ESTÉTICO

Uma das competências mais importantes do médico dentista é a compreensão das reacções dos tecidos moles e ósseos peri-implantares aos implantes dentários, bem como o conhecimento dos critérios estéticos subjectivos e objectivos [1]

Critérios estéticos

Os critérios estéticos propostos por Sarver & Ackerman são [2] :

Macroestética	Miniestética	Microestética
Perfil	Exposição de incisivos	Altura gengival
Proporções verticais	Sorriso transversal	Furo triangular
Preenchimento dos lábios	Simetria do sorriso	Perfil de emergência
Projeção do queixo	Aglomeração	Espaçamento
Projeção nasal	Arco do sorriso	Cor do dente
Orelhas		Espaço dentário
		Angulação dos incisivos

Tabela 1: Critérios estéticos

Factores que influenciam o resultado estético

Os factores mais importantes que influenciam o resultado estético das restaurações suportadas por implantes são os seguintes[3] :

- Seleção do paciente e linha do sorriso

- Posição do dente

- Posição da raiz dos dentes adjacentes

- Biótipo do periodonto e forma do dente

- A anatomia óssea do local do implante

- A posição do implante

1. Linha do sorriso

   Os elementos que influenciam o desenho do sorriso são os seguintes[4] :

   Componentes dos dentes

   - Linha média dentária

   - Comprimentos incisais

   - Dimensões dos dentes

   - Pontos zenitais

   - Inclinações axiais

   - Área de contacto interdental (ICA)

   - Ponto de contacto interdentário (ICP)

   - Embrasadura incisal

   - Simetria e equilíbrio.

   Componentes de tecidos moles

   - Saúde gengival

   - Níveis gengivais

   - Embrasadura interdental

   - Linha do sorriso

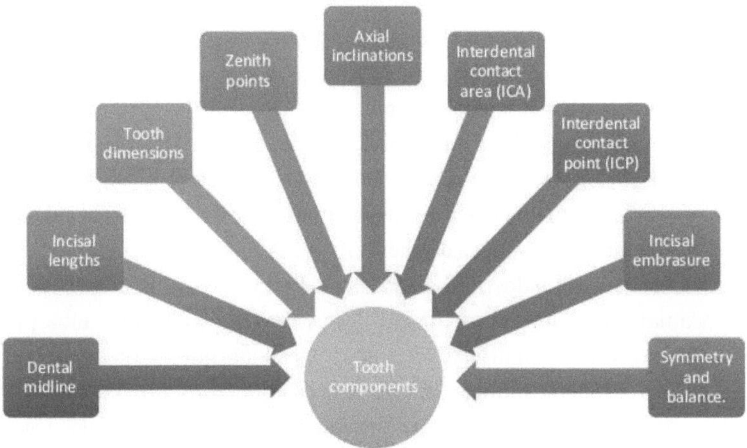

Fig 1: Factores que influenciam o resultado estético

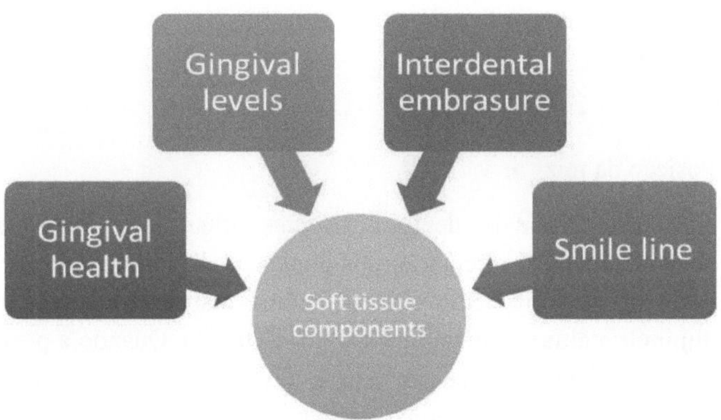

Fig. 2: Componentes dos tecidos moles

2. Posições dos dentes

A posição apical-coronal do dente depende do grau de migração apical da margem gengival após a extração do dente. A extração e colocação de um implante imediatamente, está associada a uma migração da margem gengival de aproximadamente 0,2 mm[11] . Como as coroas clínicas longas e a cerâmica rosa podem comprometer o resultado estético, recomenda-se a extrusão ortodôntica dos dentes considerados para extração[6] . A posição facial-lingual é importante, uma vez que o dente posicionado demasiado facialmente estará associado a osso labial muito fino e a extração destes dentes conduzirá a uma perda óssea vertical significativa e ao colapso da arquitetura gengival[7] . Nesta situação clínica, devem ser considerados procedimentos de regeneração guiada do osso e dos tecidos moles antes da colocação do implante[8] . A posição mesio-distal está intimamente relacionada com o contacto proximal e o aspeto e o volume das papilas interdentais devem ser avaliados. Uma posição mesio-distal mais alta ou mais baixa requer a utilização de terapia ortodôntica, enameloplastia ou restaurações de compósito[7] . Em pacientes com diastemas, o fechamento do espaço com a restauração de implantes estará associado a um triângulo negro inestético e à ausência de papilas interdentais .[9]

3. Posição da raiz

A posição da raiz dos dentes adjacentes influencia o planeamento do posicionamento e orientação dos implantes dentários, uma vez que o osso interproximal fino conduz a uma reabsorção lateral que irá diminuir a altura vertical do osso pós-extração. Quando a posição da raiz dos dentes adjacentes não é favorável, é necessária terapia ortodôntica para reposicionar os dentes adjacentes[10].

4. Biótipo

O periodonto fino, caracterizado por cortina de tecido mole, forma óssea subjacente recortada, é predisposto a deiscências e fenestrações e apresenta quantidade e qualidade reduzidas de mucosa queratinizada[11] . Muitas vezes está associada a recessão e reabsorção óssea inter-radicular, conduzindo à perda de tecido mole que compromete o resultado estético. Para pacientes com biótipo fino, o corpo e o ombro do implante devem ser colocados mais palatinos, com uma colocação ligeiramente mais profunda, para disfarçar a visibilidade do titânio e permitir um perfil de emergência adequado. Os pacientes com biótipo espesso do periodonto têm uma maior quantidade e qualidade de gengiva queratinizada aderente e condições mais favoráveis para um resultado estético adequado .[7]

5. Anatomia óssea

   Em situações clínicas com uma anatomia óssea inadequada do local do implante (altura e largura), o dentista deve efetuar um procedimento de regeneração óssea guiada para obter um resultado estético ótimo. Deve ser efectuado um planeamento adequado do procedimento cirúrgico pró-implante e as medições dos parâmetros dos locais dos implantes utilizando exames de CBCT e aplicações de software .[12]

   A análise da altura e espessura da parede óssea facial e da altura da crista alveolar nas áreas interproximais é especialmente importante para prever a evolução dos tecidos gengivais após a colocação do implante[7]

   A altura da crista óssea na área interproximal prediz a presença ou ausência de papilas peri-implantares. Se a distância entre a ponta da papila e a crista óssea interproximal do dente adjacente for igual ou inferior a 5 mm, os tecidos interproximais serão mantidos após a colocação e restauração do implante. No entanto, nos casos clínicos com uma distância superior a 5 mm, existe uma maior probabilidade de a papila não ser mantida após a colocação do implante.[13]

6. Colocação de implantes

   A colocação dos implantes deve ser efectuada de modo a satisfazer os parâmetros relacionados com o contorno dos dentes e a permitir a manutenção da arquitetura do tecido ósseo e gengival. A colocação imediata de implantes após a extração pode reduzir a quantidade de redução da largura do rebordo.[7]

Os problemas estéticos após erros no posicionamento dos implantes podem ser sintetizados da seguinte forma :[7]

- Se o implante for colocado a uma profundidade demasiado pequena, pode ser necessário efetuar uma dobra do rebordo facial, o que pode comprometer a saúde dos tecidos moles

- Se o implante for colocado demasiado fundo, surgirão problemas de instrumentação e o comprometimento da saúde dos dentes adjacentes

- Se o implante for colocado demasiado palatalmente, resultará em compromissos biomecânicos

- Se os implantes forem colocados demasiado próximos uns dos outros, isso comprometerá os contornos da futura restauração implanto-protética, bem como a perda da papila e o achatamento do tecido

- Se os implantes forem colocados demasiado facialmente, isso resultará no adelgaçamento do osso, na recessão dos tecidos e na perda da papila interproximal.

Em conclusão, a colocação ideal dos implantes dentários para obter resultados estéticos óptimos deve ser de 3-4 mm apicalmente à margem gengival livre e, no caso de implantes múltiplos, estes devem ser inseridos com uma distância mínima de 3 mm entre eles, tendo em conta o tamanho dos dentes previstos.[7]

REFERÊNCIA

1. Magne P, Belser U. Estética oral natural. In: Restaurações de porcelana coladas na dentição anterior. Uma abordagem biomimética. Chicago: Quintessence; 2002: pp. 57-99.
2. Sarver DM, Ackerman MB. Visualização e quantificação dinâmica do sorriso: parte 1. Evolução do conceito e registos dinâmicos para a captura do sorriso. Am J Orthod Dentofacial Orthop. 2003;124:4-12.
3. Jivraj S, Reshad M. Implantologia estética: diagnóstico e planeamento do tratamento. In: Frost RJ (ed) Cirurgia Oral e Maxilofacial. Elsevier; 2018: pp. 391-409.
4. Bhuvaneswaran M. Principles of smile design. J Conserv Dent. 2010;13:225-232.

5. Khzam N, Mattheos N, Roberts D, Bruce WL, Ivanovski S. Colocação e restauração imediata de implantes dentários na região estética: série de casos clínicos. J Esthet Restor Dent. 2014;26:332-344.
6. Kois JC. Estética peri-implantar de um único dente previsível: cinco chaves de diagnóstico. Compend Contin Educ Dent. 2004;25:895- 896, 898, 900 passim; quiz 906-7.
7. Jivraj S, Reshad M. Implantologia estética: diagnóstico e planeamento do tratamento. In: Frost RJ (ed) Cirurgia Oral e Maxilofacial. Elsevier; 2018: pp. 391-409.
8. Urban IA, Nagursky H, Lozada JL, Nagy K. Aumento do rebordo horizontal com uma membrana de colagénio e uma combinação de osso autógeno particulado e mineral anorgânico derivado de osso bovino: uma série de casos prospectivos em 25 pacientes. Int J Periodontics Restorative Dent. 2013;33:299-307
9. Forna N, Agop-Forna D. Aspectos estéticos na reabilitação implanto-protética. Relatórios de medicina e farmácia. 2019 Dec;92(Suppl No 3):S6.
10. Tarnow DP, Cho SC, Wallace SS. O efeito da distância inter-implantar na altura da crista óssea inter-implantar. J Periodontol. 2000;71:546-549
11. Becker W, Ochsenbein C, Tibbetts L, Becker BE. Perfis anatómicos do osso alveolar medidos a partir de crânios secos. Implicações clínicas. J Clin Periodontol. 1997;24:727-731.
12. Ganz SD. Conceitos de planeamento de tratamento assistido por tomografia computorizada de feixe cónico. Dent Clin North Am. 2011;55:515-536, viii.
13. Nisapakultorn K, Suphanantachat S, Silkosessak O, Rattanamongkolgul S. Factores que afectam o nível dos tecidos moles em redor de implantes unitários maxilares anteriores. Clin Oral Implants Res. 2010;21:662-670

CAPÍTULO 3: AVALIAÇÃO ESTÉTICA

Nos últimos anos, tem sido dada mais ênfase aos parâmetros estéticos, especialmente nas regiões anteriores.[1] As considerações básicas para dar um sorriso estético são a posição do tecido gengival, a posição dos lábios, a cor, a forma e a posição do dente.[2] A integração harmoniosa da prótese ou restauração com a aparência geral do doente é um critério definitivo de sucesso para uma prótese única na zona estética.[3] É muito importante comparar a avaliação profissional dos parâmetros estéticos com a satisfação do doente e, por conseguinte, a necessidade de formular parâmetros estéticos para avaliar os tecidos moles e duros de uma forma profissional.[4]

Pontuação estética cor-de-rosa (PES)

Foram estabelecidos muitos índices para avaliar o nível das papilas e das margens gengivais.[5] Furhauser et al introduziram um índice designado por Pink Esthetic Score (PES)[6]
Identificaram 7 parâmetros distintos dos tecidos moles:

1. Presença ou ausência de papilas mesiais.
2. Presença ou ausência de papilas distais.
3. Nível de emergência da restauração de implante da mucosa no aspeto facial.
4. Curvatura da linha de emergência da restauração do implante a partir da mucosa no aspeto facial
5. Convexidade dos tecidos moles faciais.
6. Cor
7. Textura

Variáveis	0	1	2
Papila - M	Em falta	Incompleto	Completo
Papila - D	Em falta	Incompleto	Completo
Contornos dos tecidos	Não natural	Praticamente natural	Natural
Nível gengival	>2mm	1-2 mm	<1mm
Processo alveolar	Claramente reabsorvido	Ligeiramente reabsorvido	Não há diferença

Coloração	Diferença clara	Ligeira diferença	Não há diferença
Textura	Diferença clara	Ligeira diferença	Não há diferença

Tabela 1: Pontuação Estética Rosa (PES)

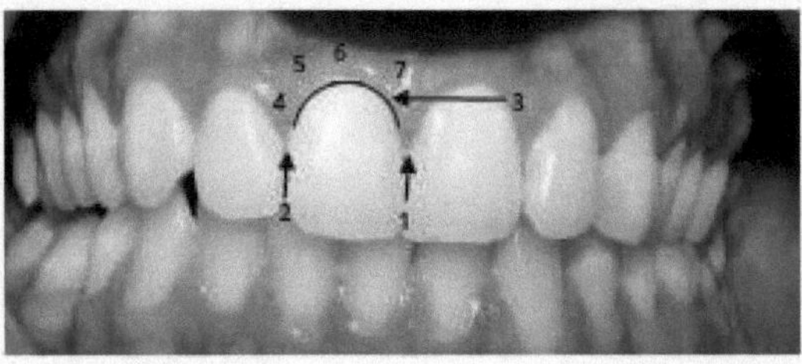

Fig 1: Pontuação estética rosa (PES)

Índice estético da coroa do implante

Meijer e colegas utilizaram um índice para classificar os resultados estéticos de coroas unitárias suportadas por implantes e tecidos moles adjacentes.[7] Classificaram 9 variáveis:

- 5 relacionados com a coroa

1. Dimensão mesiodistal
2. Posição do bordo incisal
3. Convexidade labial
4. Cor/translucidez
5. Superfície.

- 4 relativa aos tecidos moles circundantes

1. Posição da margem labial da mucosa peri-implantar
2. Posição da mucosa nos encaixes aproximados
3. Contorno da superfície labial da mucosa/cor
4. Superfície da mucosa labial

Este índice considera os dentes adjacentes e contralaterais como referência e classifica a estética da restauração numa escala que varia de 0 a 5:

0=excelente

1 - 2=satisfatório

3 - 4=moderado

5 = pobre

SL n.º:	Variáveis	Parâmetro
1	Dimensão mesiodistal da coroa	Muito subdimensionado Ligeiramente subdimensionado Sem desvio Ligeiramente sobredimensionado Altamente sobredimensionado
2	Posição do bordo incisal	Muito subdimensionado Ligeiramente subdimensionado Sem desvio Ligeiramente sobredimensionado Altamente sobredimensionado
3	Convexidade labial da coroa	Muito subdimensionado Ligeiramente subdimensionado Sem desvios Ligeiramente sobredimensionado Altamente sobredimensionado
4	Cor e translucidez da coroa	Desvio importante Desvio menor Sem desvios
5	Textura da coroa	Desvio importante Desvio menor Sem desvio
6	Posição da margem vestibular da mucosa peri-implantar	Desvio de >1,5 mm Desvio de <1,5 mm Sem desvios
7	Posição da mucosa nos espaços proximais	Desvio de >1,5 mm Desvio de <1,5 mm Sem desvios

8	Contorno da estrutura vestibular da mucosa	Muito subdimensionado Ligeiramente subdimensionado Sem desvios Ligeiramente sobredimensionado Altamente sobredimensionado
9	Cor e superfície da gengiva aderente existente	Desvio importante Desvio menor Sem desvios

Tabela 2: Índice estético da coroa do implante

Este índice foi uma melhoria porque incorporou variáveis relacionadas com os tecidos moles circundantes e as restaurações de tecido duro na determinação dos resultados estéticos.

Pontuação estética cor-de-rosa com uma pontuação estética branca (PES/WES)

Belser et al introduziram o Pink Esthetic Score (PES) para avaliar o resultado estético dos tecidos moles à volta das coroas unitárias suportadas por implantes na zona anterior e o White Esthetic Score (WES) para se centrar especificamente na parte visível da própria restauração do implante. [9]

O WES centra-se na parte visível da restauração do implante com um limiar de aceitação clínica de 6. Quando o PES e o WES são combinados, a pontuação máxima é 20. O índice PES/WES foi a **primeira tentativa de determinar o fracasso estético.** Pode inferir-se que qualquer pontuação inferior a 6 em qualquer uma das escalas ou inferior a 12 no índice combinado pode ser avaliada como um fracasso estético.[9]

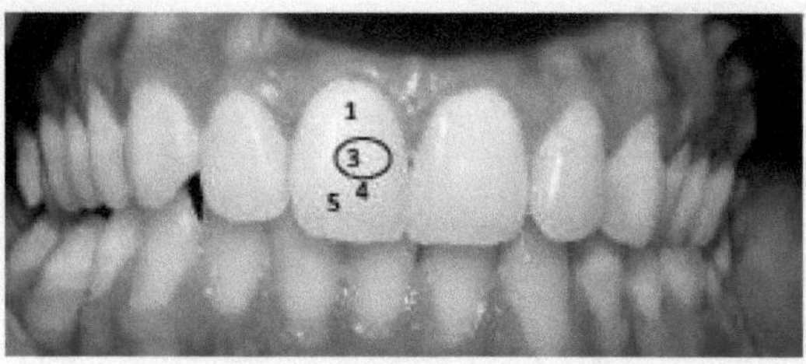

Fig 2: Pontuação estética branca

PONTUAÇÃO ESTÉTICA ROSA (PES)

	Parâmetro	Ausente	Incompleto	Presente
A	Papila Mesial	0	1	2
B	Papila distal	0	1	2
		Major discrepância	Menor discrepância	Não discrepância
C	Curvatura da mucosa facial	0	1	2
D	Nível da mucosa facial	0	1	2
E	Convexidade da raiz	0	1	2
	PONTUAÇÃO MÁXIMA TOTAL DO PSE= 10			
	PONTUAÇÃO ESTÉTICA BRANCA (WES)			
		Major discrepância	Menor discrepância	Não discrepância
F	Forma do dente	0	1	2
G	Volume do dente	0	1	2
H	Cor	0	1	2
I	Textura da superfície	0	1	2
J	Translucidez	0	1	2
	PONTUAÇÃO MÁXIMA TOTAL DA WES= 10			
	PONTUAÇÃO MÁXIMA TOTAL PES+WES= 20			

Contorno de transição implante-pilar

Existem nove factores que podem afetar o resultado estético final: [10]

1. Design cervical de fixação.
2. Mudança de plataforma.
3. Tipo de ligação I-A.
4. Seleção do pilar.
5. Posição do furo do parafuso.
6. Perda óssea marginal.
7. Altura do sulco.
8. Contorno gengival modificado.
9. Aptidão da margem da coroa.

Parâmetro					
Design cervical da fixação	Não	Sim			
Mudança de plataforma	Não	Sim			
Tipo de ligação I-A	Externo	Interno			
Seleção do pilar	Parafuso retido	Cimento retido			
Posição do furo do parafuso	Palatal	Bucal			
Perda óssea marginal			0	1	2
Altura do sulco			0	1	2

Contorno gengival modificado			0	1	2
Adequação da margem da coroa			0	1	2

REFERÊNCIA

1. Annibali S, Bignozzi I, La Monaca G, Cristalli MP. Utilidade do resultado estético como critério de sucesso na terapia com implantes: Uma revisão. Clin Implant Dent Relat Res 2012;14:3-40.
2. Tavarez RR, Goncalves LM, Dias AP, Dias AC, Malheiros AS, SilvaAC, et al. Um sorriso harmónico resultante da utilização de prótese cerâmica com estrutura em zircónia: Relato de caso clínico. J Int Oral Health 2014;6:90-2.
3. Cosyn J, Eghbali A, De Bruyn H, Dierens M, De Rouck T. Tratamento com um único implante em locais cicatrizados versus cicatrizados na maxila anterior: uma avaliação estética. Clin Implant Dent Relat Res 2012;14:517-26
4. Chang M, Wennström JL, Odman P, Andersson B. Substituições de dentes unitários suportadas por implantes em comparação com dentes naturais contralaterais. Dimensões da coroa e dos tecidos moles. Clin Oral Implants Res 1999;10:185-94.
5. Jemt T. Regeneração das papilas gengivais após -tratamento com um único implante-. Int J Periodontics Restorative Dent 1997;17:326-33.
6. Fürhauser R, Florescu D, Benesch T, Haas R, Mailath G, Watzek G. Avaliação dos tecidos moles à volta de -coroas de implantes de um só dente-: A pontuação estética rosa. Clin Oral Implants Res 2005;16:639-44.
7. Meijer HJ, Stellingsma K, Meijndert L, Raghoebar GM. Um novo índice para avaliar a estética de coroas unitárias suportadas por implantes e tecidos moles adjacentes - o Implant Crown Aesthetic Index. Clin Oral Implants Res 2005; 16:645-649.
8. Lanza A, Di Francesco F, De Marco G, Femiano F, Itro A. Aplicação clínica do índice PES/WES em dentes naturais: Relato de caso e revisão da literatura. Relatos de casos em odontologia. 2017 Feb 5;2017.

9. U. C. Belser, L. Gr¨utter, F. Vailati, M. M. Bornstein, H.-P. Weber,e D. Buser, "Avaliação dos resultados de implantes unitários anteriores maxilares colocados precocemente utilizando critérios estéticos objectivos: um estudo transversal e retrospetivo em 45 pacientes com um acompanhamento de 2 a 4 anos utilizando pontuações estéticas rosa e branco," Journal of Periodontology, vol. 80, n.º 1, pp. 140-151, 2009.

10. https://iaoi.pro/asset/files/iboi_pink_&_White_esthetic_score.pdf

CAPÍTULO 4: GESTÃO PREVENTIVA

Aumento do alvéolo: Fundamentação e técnica

A extração de dentes, quer traumática quer atraumática, resulta na perda de osso alveolar, tanto em largura como em altura.[1] Este facto pode influenciar negativamente o volume ósseo necessário para a futura colocação de implantes dentários, bem como para uma restauração estética ideal adequada.[2]

A investigação demonstrou que a crista alveolar na área anterior do maxilar pode ser reduzida em 23% nos primeiros seis meses após a extração do dente, e mais 11% nos cinco anos seguintes.[2] Na mandíbula posterior, a reabsorção ocorre principalmente na direção vestibular/labial, resultando num deslocamento lingual da crista alveolar. A taxa de redução dos rebordos alveolares residuais demonstrou ser maior nas arcadas mandibulares (0,4 mm/ano) do que nas arcadas maxilares (0,1 mm/ano). Isto resultou frequentemente numa reabsorção óssea vertical de 1 mm (correspondendo a 2 mm de recessão dos tecidos moles) e numa reabsorção óssea horizontal de 2-2,5 mm. [3]

O aumento do alvéolo de extração no momento da extração dentária, utilizando uma variedade de enxertos ósseos, tem sido tentado e avaliado em muitos estudos. Também foram desenvolvidas várias técnicas numa tentativa de minimizar a reabsorção do rebordo alveolar e, ao mesmo tempo, promover a formação de novo osso.[4] A colocação imediata de implantes e o aumento ósseo em alvéolos de extração têm sido sugeridos para minimizar ou evitar este dilema clínico. De um modo geral, estes procedimentos têm como principal objetivo preservar o nível ósseo atual e, com sorte, regenerar novo osso.[5]

Justificação

A justificação para a preservação do rebordo alveolar baseia-se no conhecimento de que a reabsorção do rebordo alveolar é uma sequela inevitável da perda dentária.[1] Procedimentos bem sucedidos de aumento (preservação) do rebordo alveolar precoce podem reduzir ou eliminar a necessidade de um futuro aumento do rebordo. [6]

Imediatamente após a extração do dente, ocorreu hemorragia e formaram-se coágulos sanguíneos. No espaço de 48 a 72 horas, as células inflamatórias, incluindo granulócitos neutrófilos, monócitos e fibroblastos, migraram para o local da ferida ao longo da rede de fibrina. Isto resultou na limpeza da ferida. De seguida, o coágulo de sangue foi lentamente substituído por tecido de granulação. O tecido de granulação formou-se desde a extremidade apical até ao aspeto coronal. Às 96 horas, o coágulo sanguíneo começou a contrair-se e iniciou a proliferação do epitélio oral. Nesta altura, eram visíveis osteoclastos nas margens do alvéolo. Por volta dos sete dias, já havia tecido conjuntivo jovem, osteoide primário e proliferação epitelial. Aos 21 dias, observou-se a formação de tecido conjuntivo, a mineralização do osteoide e a reepitelização. Às seis semanas, foi identificado o encerramento da ferida de tecido mole com formação de osso tecido (por exemplo, osso primário, osso imaturo). O osso continua a modelar-se e a remodelar-se para formar osso lamelar (osso secundário ou osso maduro) e medula óssea (Amler 1969). Este processo pode demorar até seis meses.[6]

Os materiais de enxerto osteogénicos fornecem osteoblastos viáveis que formam osso novo, enquanto os enxertos osteoindutivos estimulam as células mesenquimatosas pluripotenciais a diferenciarem-se em osteoblastos que podem formar osso novo. No entanto, os materiais de enxerto osteocondutores actuam apenas como uma rede para o crescimento celular, permitindo que os osteoblastos das margens da ferida se infiltrem no defeito e migrem através do enxerto. Estes materiais de enxerto demonstraram não só ajudar na osteocondução de células osteogénicas, preservando o espaço e excluindo as células indesejadas da ferida, mas também promover a formação de osso novo.

Os enxertos autólogos são considerados o material ideal para os procedimentos de enxertia óssea, uma vez que possuem propriedades osteogénicas, osteoindutoras e osteocondutoras. Além disso, os enxertos autólogos não apresentam risco de transmissão de doenças, uma vez que o dador e o recetor são o mesmo indivíduo.

Os aloenxertos, xenoenxertos e aloplastos existem em muitas formas e os dados apoiam a sua segurança, aplicabilidade clínica e baixa antigenicidade. Quando combinados com membranas de barreira, os materiais de enxerto ósseo também demonstraram impedir o colapso da membrana de barreira. Os xenoenxertos e aloplastos também têm sido aplicados para corrigir defeitos ósseos adjacentes a implantes dentários e preservar o rebordo alveolar antes da colocação do implante, apresentando resultados promissores. Apesar da falta de osteoindutividade, estes materiais têm apresentado resultados comparáveis aos obtidos com aloenxertos.

Classificação [7]

Grau I

Os alvéolos de grau I são os mais ideais. Após a extração do dente, um alvéolo que tenha uma placa vestibular intacta, osso interproximal adequado e uma topografia apical satisfatória, será incluído nesta categoria. A topografia apical adequada é definida como osso suficiente presente apicalmente ao local da extração para permitir o encaixe de 3 mm a 4 mm de um implante dentário imediato corretamente posicionado. O osso interproximal adequado é definido como a ausência ou perda ligeira (até 2 mm) de osso periodontal nos dentes adjacentes, de modo a permitir o suporte do tecido mole interproximal e a colocação da plataforma de um implante imediato na posição apical-coronal correta em relação aos dentes adjacentes, ao mesmo tempo que é delimitada por paredes ósseas nos aspectos mesial e distal.

Os alvéolos de extração de grau I são tratados com a colocação imediata de implantes com ou sem provisionalização, dependendo da estabilidade do implante e do espaço remanescente entre o implante e as paredes do alvéolo a enxertar.

Grau II

O alvéolo de grau II tem uma fissura, deiscência ou deficiência da placa bucal totalizando 25%.
a 50% de perda. Tal como as cavidades de Grau I, têm osso interproximal adequado e topografia apical.
Para um doente com um biótipo espesso, pode ser colocado um implante imediato num alvéolo de extração de Grau II. O implante não deve ser temporizado, e o defeito remanescente em redor do implante deve ser enxertado e contido por uma membrana de barreira. Para um doente com um biótipo fino, recomenda-se a colocação de um implante tardio com preservação do local. Se o local da extração estiver localizado no maxilar, a

técnica de retalho de tecido conjuntivo palatino com pedículo rodado deve ser utilizada para realçar o fino perfil de tecido mole e para permitir um resultado mais estético após a colocação tardia do implante. Neste caso, a localização do local de extração deve ser considerada porque, se for na maxila, o tecido queratinizado pode ser facilmente emprestado através de enxerto de pedículo rodado para aumentar o tecido. Se o alvéolo de extração se situar na mandíbula, recomenda-se a preservação do local com colocação tardia do implante. Esta abordagem mais conservadora é recomendada devido às caraterísticas de um biótipo fino e à sua suscetibilidade à recessão durante

Grau III

Os alvéolos de grau III são os mais deficientes e incluem qualquer alvéolo com topografia apical inadequada, osso interproximal insuficiente ou mais de 50% de perda da placa vestibular. A topografia apical inadequada é definida como a ausência de osso suficiente apicalmente ao local de extração para permitir a colocação do implante e pode ser o resultado de perda óssea causada por lesões periapicais ou concavidades devido à anatomia existente do alvéolo.
Em casos específicos, um clínico pode optar por usar a erupção forçada como um meio de corrigir inadequações no osso interproximal. Se for utilizada a erupção forçada, o alvéolo deve ser reavaliado após a conclusão do tratamento ortodôntico. A classificação e a seleção do protocolo de tratamento devem ser feitas após a erupção forçada por causa da alterações nos contornos dos tecidos duros e moles que podem resultar

Técnicas

Após a extração do dente, o alvéolo de extração deve ser cuidadosamente inspeccionado e deve ser tomada uma decisão com base nos seguintes factores (a) a integridade e espessura da placa vestibular; b) a presença de lesões periapicais; e c) o número e morfologia da(s) raiz(es) do dente extraído. Após a observação destes factores, deve ser utilizada uma das seguintes técnicas:

A. Gestão tradicional de soquetes com ou sem material de penso de colagénio

A parede do alvéolo bucal deve ser medida quanto à sua espessura com a ajuda de um paquímetro de boley a cerca de 2-3 mm abaixo da crista alveolar. A ponta do paquímetro deve passar através do tecido mole para uma medição mais exacta. Se for encontrada uma placa vestibular espessa (>1 mm), não é necessário enxerto ósseo porque as placas vestibulares espessas são menos propensas a reabsorção óssea futura. No entanto, se for observada deiscência ou fenestração, o alvéolo deve ser tratado com a técnica das camadas.

Pode ser utilizado um material de penso de colagénio absorvível para promover a estabilização do coágulo. E pode ser colocada uma sutura cruzada para fixar o material de penso de colagénio no alvéolo durante os primeiros 14 dias do processo de cicatrização.

B. Técnica de camadas (gestão de alvéolos quando a placa vestibular tem uma espessura ≤1 mm)

A técnica das camadas foi desenvolvida para maximizar a cicatrização óssea em alvéolos com potencial de cicatrização comprometido. Deve ser utilizada uma combinação de um enxerto de substituição óssea e um material de penso de colagénio quando a parede vestibular do alvéolo tem uma espessura ≤1 mm a cerca de 2-3 mm abaixo da crista alveolar e/ou se verifica a ocorrência de deiscência ou fenestrações.

O enxerto ósseo deve ser ligeiramente compactado e deve evitar-se o enchimento excessivo. O espaço adequado entre as partículas do enxerto é fundamental para permitir que a revascularização se espalhe por todo o enxerto, trazendo as proteínas e os factores de crescimento necessários para o novo crescimento ósseo. Os enxertos ósseos devem ser colocados apenas até ou 2 mm abaixo do nível da crista alveolar. Um material de penso de colagénio absorvível deve então ser cortado e adaptado para selar a porção coronal do alvéolo. Este material não só proporciona a estabilização da ferida, como também facilita a cicatrização dos tecidos moles sobre a área enxertada. É então utilizada uma sutura cruzada para fixar o material de penso de colagénio no alvéolo durante os primeiros 14 dias do processo de cicatrização.

C. Regeneração óssea guiada (ROG)

Os casos em que a placa vestibular está ausente ou foi perdida durante a exodontia requerem uma abordagem diferente. As técnicas de ROG associadas ou não à colocação imediata de implantes são necessárias para tratar estes defeitos do rebordo. Uma abordagem de colocação tardia de implantes é indicada quando a estabilidade primária do implante não pode ser alcançada de forma previsível, particularmente em alvéolos de dentes bi ou multirradiculares. Nestes casos, estão indicadas técnicas de ROG, como o "aumento ósseo em sanduíche".

Nesta técnica, são utilizadas camadas de diferentes materiais de enxerto ósseo para maximizar a formação de novo osso. A camada interna do enxerto ósseo é composta por uma combinação de coágulo ósseo e materiais de aloenxerto de absorção rápida. A camada exterior do material de enxerto ósseo é composta por um material de enxerto de absorção lenta, como o osso cortical humano ou a hidroxiapatite bovina.

Em seguida, deve ser aplicada uma membrana de colagénio para cobrir o local do enxerto, a fim de facilitar a estabilidade da ferida e excluir células indesejadas. O retalho mucoperiosteal é então reposicionado coronalmente para cobertura completa da ferida com tensão passiva. A regeneração óssea, uma vez activada, progride numa sequência programada através de uma série de etapas de maturação, que se assemelham muito ao padrão de desenvolvimento e crescimento ósseo. A colocação de implantes não deve ser efectuada antes de um período de cicatrização de cinco a seis meses.

D. Colocação imediata de implantes em conjunto com GBR

A colocação imediata de implantes com ROG pode atingir uma taxa de sucesso semelhante à da abordagem faseada. Quando a cavidade está livre de infeção, o médico está confiante no procedimento e a estabilidade primária do implante foi alcançada, pode ser efectuada uma colocação imediata do implante. Se algum destes critérios não puder ser cumprido, recomenda-se um aumento faseado do alvéolo cirúrgico.

Instrução pós-operatória

Os cuidados pós-operatórios incluem o enxaguamento duas vezes por dia com água morna salgada durante as primeiras duas semanas, antes de passar a enxaguamento duas vezes por dia com gluconato de clorexidina a 0,12% durante as duas semanas seguintes. A profilaxia antibiótica sistémica não é recomendada, a menos que sejam detectados sinais de infeção ativa. Se indicado, devem ser prescritos antibióticos como 500 mg de amoxicilina três vezes/dia (t.i.d.) durante 10 dias, ou em casos de alergia à penicilina e derivados, azitromicina 500 mg/dia durante três dias. São frequentemente prescritos analgésicos, como o ibuprofeno, para ajudar a aliviar o desconforto associado ao procedimento.

O processo de cicatrização deve ser monitorizado radiograficamente, e a colocação do implante ou a cirurgia da segunda fase pode ser efectuada normalmente quatro meses após o tratamento. As radiolucências que persistem por mais de quatro meses são indicativas de uma incorporação inadequada do enxerto, exigindo frequentemente um procedimento adicional para desbridamento das partículas do enxerto e, possivelmente, um novo procedimento de enxerto

Tratamento ortodôntico forçado [8]

Em vez das técnicas cirúrgicas tradicionais, outra abordagem para melhorar a -topografia tridimensional -do sítio recetor do implante é a erupção ortodôntica forçada (EOF). Este é um -tratamento não cirúrgico que tem como objetivo obter -a formação de -tecidos duros e moles -nos potenciais locais de implante, extruindo os dentes ortodonticamente irremediáveis e o seu aparelho periodontal.Entre as vantagens desta técnica destacam-se: Nivelamento de defeitos infraósseos isolados, alongamento da coroa clínica, reposicionamento da margem gengival, melhora da ancoragem primária de um implante dentário e aumento da quantidade de gengiva e osso aderidos. Este aumento ósseo e gengival melhora o local do implante recetor para uma restauração mais estética. Durante a extrusão ortodôntica, as tensões mecânicas exercidas sobre o osso alveolar levaram à ativação de factores de crescimento angiogénicos, que contribuiriam para a formação de um novo tecido de suporte: Como o movimento dentário ocorre no sentido coronal, a gengiva e o osso fixado pelos ligamentos periodontais migram na mesma direção do movimento, resultando em um deslocamento coronal do osso na base do defeito. A FOE também pode promover o aumento -do volume do tecido mole -através do aumento da gengiva aderida. O único requisito para a aplicação satisfatória deste procedimento é que o terço apical da raiz mantenha um aparelho fibroso intacto e que o paciente não apresente problemas sistémicos como a diabetes mellitus que prejudique a cicatrização óssea.A regeneração do tecido periodontal de suporte permite a instalação de implantes e torna previsíveis os resultados do tratamento.

é necessária uma cooperação harmoniosa entre o dentista geral, o periodontista e o ortodontista para aumentar as possibilidades de um tratamento bem sucedido.

REFERÊNCIA

1. Bays R. A fisiopatologia e a anatomia da perda óssea em desdentados. Reconstructive Preprosthetic Oral and Maxillofacial Surgery. 1986;1:1-17.
2. Artzi Z, Tal H, Dayan D. Mineral ósseo bovino poroso na cicatrização de alvéolos de extração humana. Parte 1: avaliações histomorfométricas aos 9 meses. J Periodontol. 2000;71:1015-1023
3. Nemcovsky CE, Serfaty V. Preservação do rebordo alveolar após a extração de dentes anteriores superiores. Relato de 23 casos consecutivos. J Periodontol. 1996;67: 390-395.
4. Ashman A, Lopinto J. Colocação de implantes em rebordos enxertados com osso sintético Bioplant HTR: relatos histológicos de casos de longo prazo. J Oral Implantol. 2000;26:276-290.
5. Fowler EB, Breault LG, Rebitski G. Preservação do rebordo utilizando um aloenxerto dérmico acelular e um aloenxerto ósseo desmineralizado e congelado: Parte I. Relato de 2 casos. J Periodontol. 2000;71:1353- 1359.
6. Wang HL, Kiyonobu K, Neiva RF. Aumento de alvéolos: fundamentação e técnica. Implantodontia. 2004 Dez 1;13(4):286-96.
7. *Bases de extração de raiz única: Classificação e protocolo de tratamento Edgard El Chaar, DDS, MS; Sarah Oshman, DMD; e Pooria Fallah Abed, DDSMarço de 2020*
8. de Molon RS, de Avila ÉD, de Souza JA, Nogueira AV, Cirelli CC, Margonar R, Cirelli JA. Erupção ortodôntica forçada para

aumento de tecido mole e duro antes da colocação de implantes. Odontologia Clínica Contemporânea. 2013 Abr 1;4(2):243-7.

CAPÍTULO 5: GESTÃO DOS TECIDOS MOLES

O tecido mole saudável que envolve um implante dentário é essencial para uma restauração de implante bem sucedida. Este sucesso inclui o estabelecimento da saúde, função e estética. O sucesso dos implantes dentários depende do estabelecimento de uma barreira de tecido mole capaz de abrigar as estruturas ósseas subjacentes e a osteointegração em torno do corpo do implante. A estética de uma prótese de implante dentário depende da saúde e estabilidade da mucosa peri-implantar. A compreensão da cicatrização e manutenção dos tecidos moles em redor dos implantes dentários é fundamental para o sucesso dos implantes. [1]

Podem ser efectuados os seguintes procedimentos.

I. Enxerto de tecidos moles - técnica do rolo

Existem várias causas para os defeitos residuais do rebordo alveolar, sendo a mais comum o colapso da placa cortical durante a extração. Foram recomendados vários procedimentos de aumento de tecido mole para a correção destes defeitos. A técnica do rolo de Abrams tem sido amplamente utilizada para o aumento do rebordo de tecido mole na região anterior do maxilar, onde a estética é uma preocupação primordial. [2]

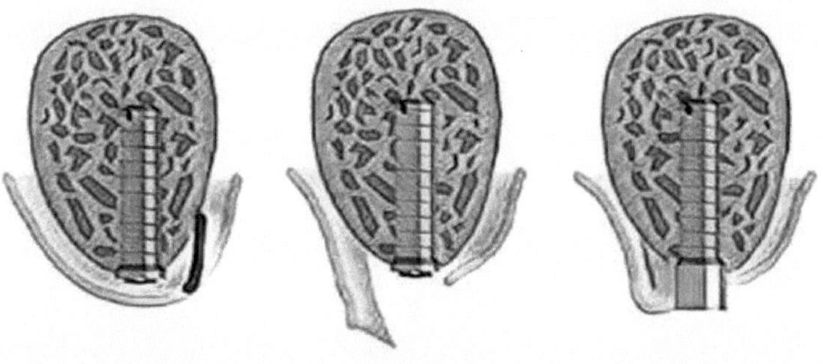

Fig 1: Técnica do rolo

Passos [2]

- É efectuada uma incisão de espessura parcial no local do implante com uma lâmina número 15. Foi efectuada uma dissecção nítida no aspeto palatino para separar o epitélio com uma fina camada de tecido conjuntivo do leito de tecido conjuntivo subjacente.
- O tecido conjuntivo subjacente foi então separado do tecido adjacente através de duas incisões verticais em ambas as extremidades e uma incisão na extremidade apical do tecido.

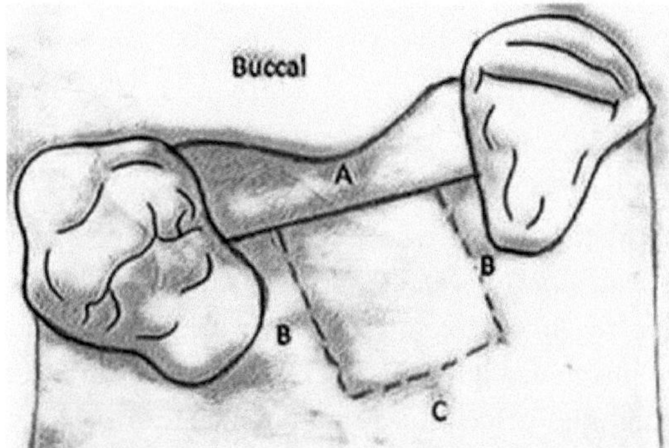

Fig 2: Incisão

- O retalho bucal foi refletido através de duas incisões de libertação para criar espaço para o enxerto de tecido conjuntivo do pedículo.
- O pedículo de tecido conjuntivo foi então invertido e inserido no retalho bucal, e o retalho foi suturado na sua posição original com a ajuda de material de sutura reabsorvível vicryl 4-0

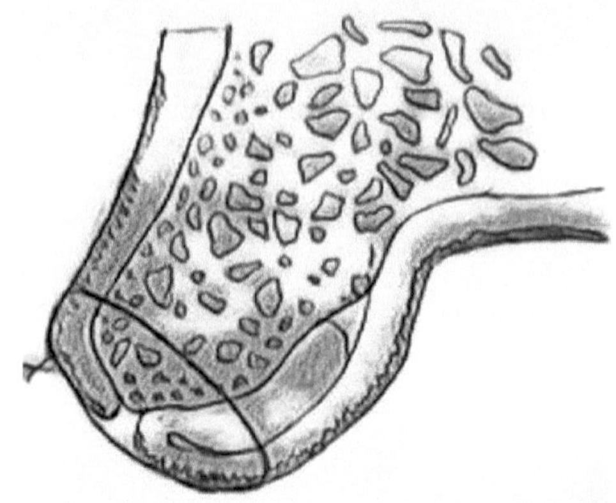

Fig 3: Sutura

A principal indicação para esta técnica é o tratamento de deficiências localizadas do rebordo da classe 1 de Seibert que podem ser mascaradas apenas pelo aumento de tecido mole. Tal procedimento é de valor considerável na região estética maxilar. Essa técnica não requer um segundo sítio cirúrgico, mantém algum suprimento de sangue para o enxerto obtido e também permite que o local cicatrize por intenção primária. Esta técnica simples é uma ferramenta muito relevante e versátil e deve ser utilizada rotineiramente para aumentar os tecidos moles à volta de um implante com o mínimo de desconforto para o paciente.

II. Expansão dos tecidos moles

Para a expansão de tecidos moles, pode ser utilizado um expansor de tecidos moles auto-insuflável do tipo hidrogel. O expansor de tecidos é composto por metacrilato de metilo e 1-vinil-2-pirrolidona envolto por um invólucro de silicone. Estão disponíveis quatro tipos de expansores, que variam em termos de volume e desenho: TEX007 (volume inicial de 0,15 ml, volume expandido de 0,70 ml), TEX010 (volume inicial de 0,2 ml, volume expandido de 1,0 ml), TEX007S2 (volume inicial de 0,15 ml, volume expandido de 0,7 ml) e TEX010S2 (volume inicial de 0,2 ml, volume expandido de 1,0 ml). O volume expandido final é o volume expandido total após 28 dias. [3]

Técnicas[3]

- expansor de tecidos - tunelização
- regeneração óssea guiada por expansor de tecidos
- sem expansor-GBR

Expansão de tecidos - tunelização

- Foi efectuada uma incisão vertical de 5-10 mm da crista para o lado vestibular em dois pontos mesiais e distais em relação à área defeituosa.
- O retalho de mucoperiósteo foi cuidadosamente refletido a partir do osso para formar um "túnel" entre as duas incisões
- Foi colocado um expansor de tecidos moles auto-insuflável no espaço criado e fixado com parafusos para evitar movimentos ou deslocações.
- As incisões são depois suturadas
- A sutura é então removida 14 dias após a inserção do expansor de tecido
- Após 4 semanas da inserção do expansor de tecidos, foi realizado um aumento ósseo em simultâneo com a remoção do expansor, utilizando uma membrana de colagénio adaptada ao tamanho do expansor removido, cuidadosamente colocada abaixo do periósteo através do espaço em que o expansor foi removido, e o osso foi enxertado sob a membrana utilizando material de enxerto xeno-ósseo.
- Ambos os lados da incisão foram suturados e removidos 14 dias depois
- Fig 4: Tunelamento

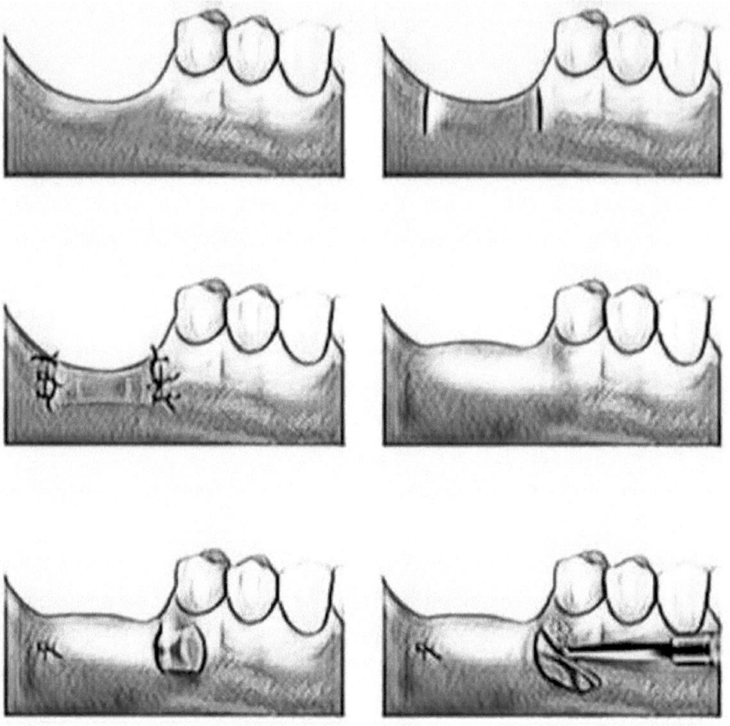

Fig 4: Tunelamento

Regeneração óssea guiada por expansor de tecidos

- Ao contrário do grupo TET, no qual foi efectuado um enxerto em túnel, o enxerto ósseo foi efectuado através do método convencional de ROG vertical.
- O tamanho e o tipo de defeito foram avaliados e, em seguida, uma membrana reforçada com titânio d-PTFE foi cortada e aplicada na área defeituosa.
- A membrana foi colocada do lado lingual antes do enxerto ósseo, depois foi dobrada do lado lingual para o lado vestibular após o enxerto ósseo e fixada com pinos metálicos quando necessário.
- Em caso de estabilidade insuficiente do enxerto, foram aplicados parafusos de fixação adicionais.

- Após a realização de uma incisão de libertação periosteal para assegurar o encerramento primário do retalho, a área foi novamente suturada com nylon monofilamento 4-0/5-0 e removida 14 dias depois

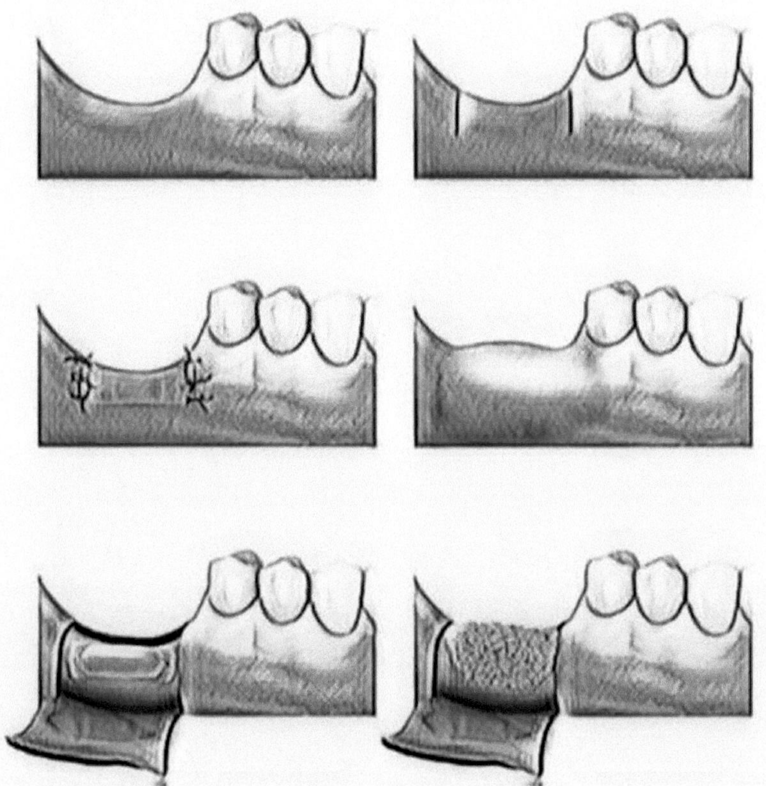

Fig 5: Regeneração óssea guiada por expansor de tecidos

sem expansor-GBR

- Segue o mesmo procedimento que o grupo TEG, mas sem a inserção do expansor de tecidos.
- É então efectuada uma incisão de libertação periosteal para assegurar o fecho primário do retalho.

- Após o enxerto ósseo, é colocado um d-PTFE reforçado com titânio sobre a área enxertada antes do fecho do retalho.

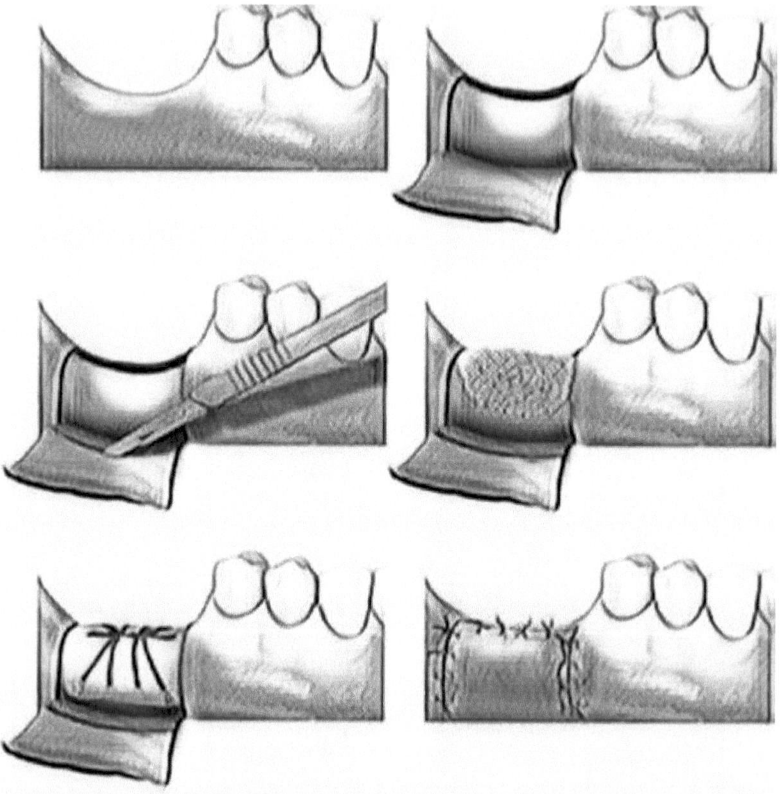

Fig 6: sem expansor-GBR

III. Contorno de reparação [4]

É efectuado quando a largura dos tecidos gengivais remanescentes no retalho vestibular é de 5-6 mm, para ajudar na adaptação circunferencial dos tecidos moles à volta das estruturas emergentes do implante.

- A gengivectomia no retalho vestibular é efectuada em forma e posição semelhantes ao pilar mais anterior ou ao colo do implante não submerso.

- Após o contorno ressectivo, o tecido é adaptado em torno da estrutura do implante emergente, e este processo é repetido sequencialmente em torno de cada implante, movendo-se na direção distal.
- O retalho contornado é então reposicionado apicalmente e fixado à volta dos pilares com uma sutura que passa através de cada área inter-implantar, resultando numa adaptação circunferencial dos tecidos aderentes à volta das estruturas emergentes do implante.
- São então colocadas suturas para fechar as incisões de libertação curvilíneas que definem o contorno do retalho bucal.

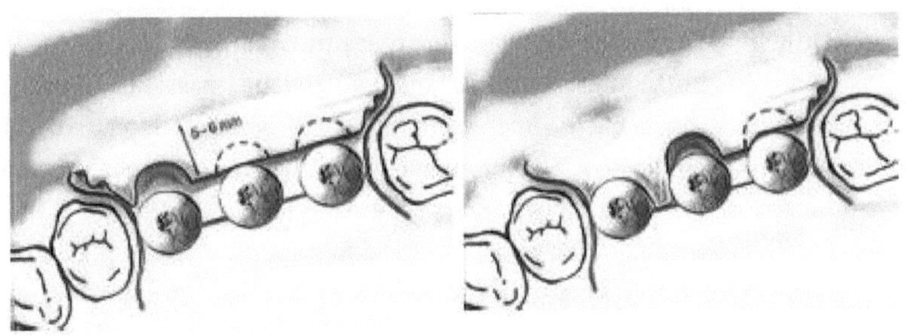

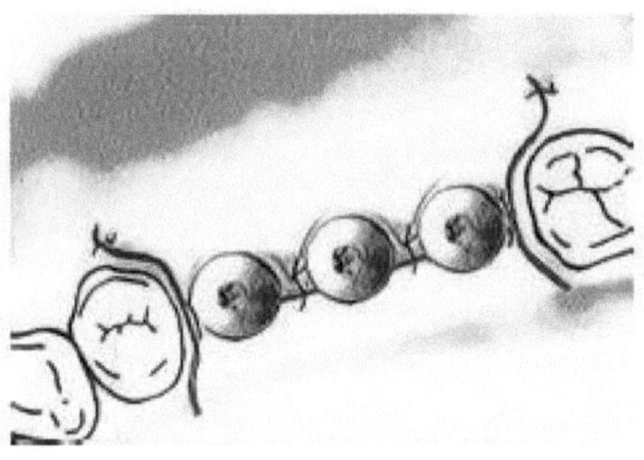

Fig. 7: Contorno de proteção

IV. Regeneração da papila [5]

Quando a largura dos tecidos gengivais remanescentes no retalho vestibular é de 4 a 5 mm, a manobra de regeneração da papila defendida por Palacci é preferida. Esta manobra facilita o fecho primário e a adaptação circunferencial à volta das estruturas permucosas do implante, mantendo uma faixa adequada de tecido aderente à volta das estruturas emergentes do implante. É especialmente útil em situações de desdentação parcial da Classe III de Kennedy, em que os dentes naturais permanecem tanto a nível mesial como distal ao local desdentado, eliminando a possibilidade de avanço lateral de um retalho de espessura total.

- A mucosa aderente é retirada da parte superior do rebordo e movida na direção vestibular, mantendo aproximadamente 3 mm de tecidos linguais ou palatinos aderentes.
- Utiliza-se um bisturi fino para dissecar nitidamente os tecidos e criar pedículos no retalho vestibular, que são rodados passivamente para preencher os espaços inter-implantares. A adaptação passiva dos pedículos no espaço inter-implantar pode requerer incisões de corte inverso feitas longe da base do pedículo.
- Os tecidos são suturados, evitando a tensão nos pedículos, normalmente com uma sutura horizontal em colchão em forma de oito.

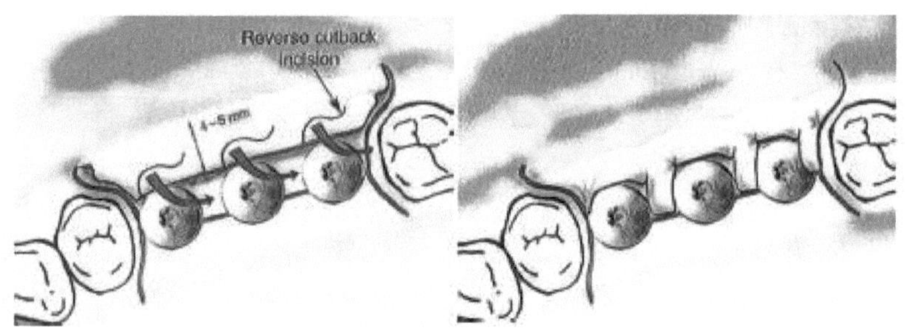

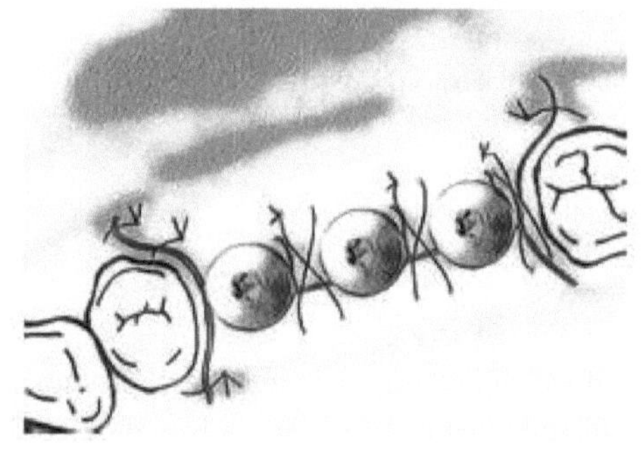

Fig. 8: Regeneração da papila

V. Avanço lateral do retalho [5]

Quando a largura dos tecidos gengivais remanescentes no retalho vestibular é de 3 a 4 mm, recomenda-se o avanço lateral do retalho para facilitar o fecho primário e a adaptação circunferencial dos tecidos aderentes à volta das estruturas emergentes do implante.

Esta manobra é especialmente adequada para casos de implantes completamente edêntulos ou parcialmente edêntulos posteriores, em que existe uma faixa adequada de tecido aderente adjacente ao local do implante. O cirurgião simplesmente reposiciona os tecidos aderentes disponíveis nas áreas adjacentes para obter um fecho primário com tecidos aderentes à volta das estruturas emergentes do implante.

- Neste caso, o desenho do retalho é alargado para além da área de colocação do implante, de modo a incluir os tecidos aderentes presentes na área edêntula adjacente.
- O encerramento começa normalmente à volta do implante mais mesial do local e prossegue na direção distal.
- À medida que o encerramento progride, o retalho avança na direção mesial para obter o encerramento primário à volta dos implantes, criando uma área desnudada que cicatrizará por segunda intenção na extensão distal da dissecção.

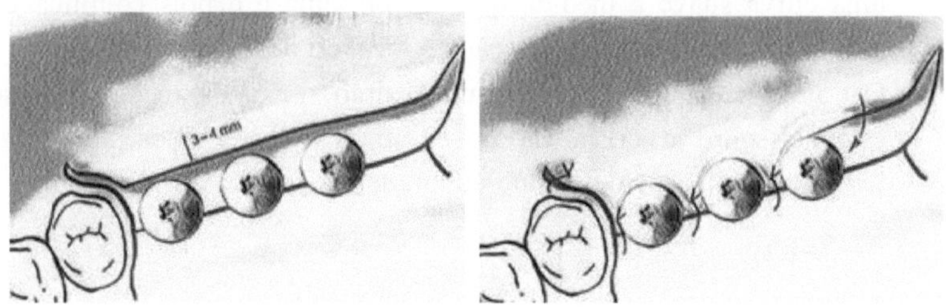

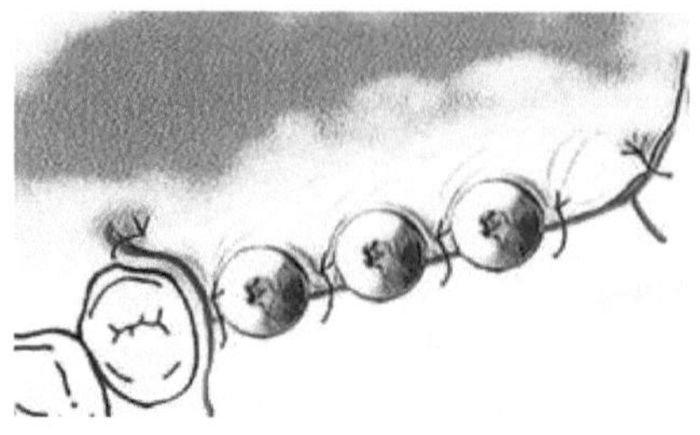

Fig 9: Avanço lateral do retalho

Desenhos de abas [5]

Aba curvilínea

A utilização de incisões de libertação curvilíneas oferece vantagens significativas quando comparadas com as incisões de libertação verticais lineares tradicionalmente incorporadas nos desenhos de retalhos trapezoidais. Uma incisão que segue um percurso curvilíneo é, por definição, mais longa do que uma incisão reta. Quando são utilizadas incisões curvilíneas, pode ser incorporado um maior volume de tecido mucoso no retalho, melhorando a sua elasticidade global. O desenho curvilíneo facilita o fecho preciso da ferida, fornecendo um guia visual ao cirurgião. Para além disso, o maior comprimento da incisão curvilínea permite a colocação de suturas adicionais, se necessário, para fixar com precisão o retalho durante o encerramento da ferida.

- A incisão curvilínea é iniciada sob tensão na mucosa alveolar na profundidade do vestíbulo apical à papila interdentária dos dentes adjacentes ao local.
- A incisão continua coronalmente passando através do sulco interdentário, um ponto de referência identificado na mucosa, e segue uma curva suave à medida que se aproxima e depois continua na junção mucogengival em direção ao local do implante.
- O trajeto da incisão completa um padrão sinuoso à medida que se estende sobre a crista da crista através dos tecidos anexados, terminando no aspeto palatino ou lingual da crista.

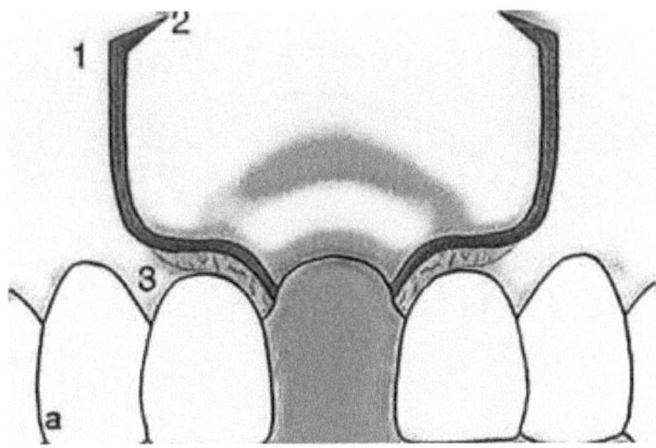

Fig 10: Aba curvilínea

Geralmente, a utilização desta incisão permite a correção discreta de defeitos de tecidos moles e duros de pequeno volume em simultâneo com a colocação de implantes.

Aba de península em forma de U

Escolha do retalho para acesso a um local de implante estético quando não é necessária a visualização do aspeto vestibular do rebordo alveolar. Este é o caso quando o aumento de tecido duro ou mole não é necessário ou desejado ou quando o desenvolvimento do local já foi efectuado anteriormente.

- O retalho peninsular segue um trajeto em forma de U sobre a área onde a restauração do implante irá eventualmente emergir.
- A incisão é efectuada com uma lâmina de bisturi n. 15C
- A incisão segue um trajeto apenas palatino ou lingual para a emergência vestibular ideal da restauração de implante.
- A lâmina do bisturi é orientada para criar um bisel em direção ao centro do retalho.
- Quando é colocado um implante submerso, o retalho é readaptado sobre o parafuso de cobertura e fixado com uma única sutura horizontal em colchoeiro.

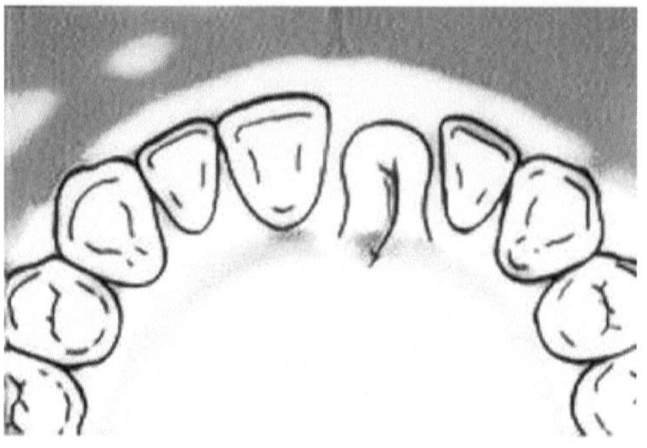

Fig. 11: Aba de península em forma de U

Perfurador de tecido

A utilização de um punch de tecido na terapia estética de implantes é indicada principalmente para a exposição de um implante submerso quando o volume e a arquitetura dos tecidos moles peri-implantares são ideais na área crítica para a emergência da prótese. Em áreas de preocupação estética, o punch é orientado com uma inclinação palatina ou lingual à medida que é utilizado para expor o implante. Esta técnica preserva o excesso de volume de tecido mole no aspeto facial do pilar de cicatrização provisório ou da restauração provisória, contrariando qualquer recessão de tecido que possa ocorrer como resultado dos procedimentos necessários para o fabrico e entrega da prótese final. Se necessário, este excesso de tecido pode ser cuidadosamente removido da área cervical da restauração de implante para criar harmonia com a dentição natural adjacente antes da restauração final. O punção de tecido está disponível numa variedade de diâmetros para acomodar diferentes tamanhos de implantes.

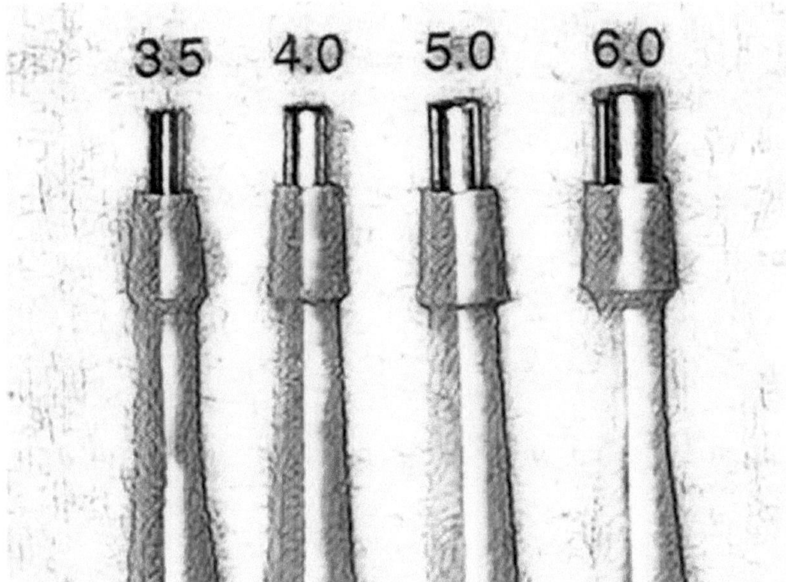

Fig. 12: Punção de tecido

REFERÊNCIA

1. Geurs NC, Vassilopoulos PJ, Reddy MS. Considerações sobre os tecidos moles no desenvolvimento do local do implante. Clínicas de Cirurgia Oral e Maxilofacial. 2010 Aug 1;22(3):387-405.
2. Saquib SA, Bhat MY, Javali MA, Shamsuddin SV, Kader MA. Técnica de rolo modificada para aumento de tecido mole em reabilitação protética: Um relato de caso. Clínicas e prática. 2019 Mar 14;9(1):1110.
3. Byun SH, Kim SH, Cho S, Lee H, Lim HK, Kim JW, Lee UL, Song W, Kim SJ, Kim MK, Kim JW. A expansão dos tecidos melhora o resultado e a previsibilidade do aumento do osso alveolar: estudo prospetivo, multicêntrico, controlado e aleatório. Jornal de medicina clínica. 2020 Abr 16;9(4):1143.
4. Anthony G Sclar, Tecidos moles e considerações estéticas na terapia com implantes

5. Palacci P, Ericsson 1, Engstrand P, Rangert B. Optimal Im plant Positioning & Soft Tissue Management for the Bråne- mark System. Chicago: Quintessence, 1995:59-70.

CAPÍTULO 6: PROVISÕES

De acordo com o The Glossary of Prosthodontic Terms,[1] , uma prótese provisória é uma prótese concebida para melhorar a estética, proporcionar estabilização e/ou função durante um período de tempo limitado, devendo ser substituída por uma prótese definitiva após um período de tempo.

As restaurações provisórias podem ser utilizadas como uma restauração de diagnóstico para avaliar a posição e os contornos da restauração definitiva planeada antes da colocação cirúrgica do implante e durante a fase de cicatrização. Uma restauração provisória colocada imediatamente com pônticos ovais que se estendem até aos alvéolos de extração também pode ser utilizada para preservar a morfologia dos tecidos moles pré-extração. [2] Podem orientar a cicatrização do tecido peri-implantar e permitir ao clínico determinar quaisquer ajustes fonéticos ou estéticos necessários. [3]

Tipos de restaurações provisórias

Pode ser sob a forma de próteses removíveis ou fixas. As próteses provisórias removíveis são geralmente suportadas por dentes e/ou tecidos moles. As restaurações provisórias fixas podem ser suportadas por dentes adjacentes ou retidas por implantes. [3]

Tipo de apoio	Tipo de prótese
Amovível	Próteses parciais em acrílico Aparelho Essix
Suporte dentário fixo	Pôntico suportado por fio Pôntico colado com resina Ponte de estrutura metálica fundida, colada com resina
Implante fixo suportado	Implantes de transição

Podem ser fabricadas no consultório, utilizando técnicas semelhantes às da prótese convencional; ou no laboratório, em moldes de trabalho; ou como uma combinação de técnica indireta-direta, em que uma concha provisória é fabricada antes da consulta do paciente, reduzindo o tempo no consultório. As restaurações provisórias podem ser construídas antes da extração do dente, durante a cicatrização do alvéolo, antes da colocação do implante ou durante o período de osseointegração. A restauração provisória também pode ser construída após a carga do implante, permitindo a maturação dos tecidos moles peri-implantares, e durante a construção das próteses definitivas. [3]

Provisionalização antes da carga do implante

- Prótese removível
  As próteses parciais acrílicas removíveis têm sido habitualmente utilizadas durante a pós-extração e ao longo da terapia com implantes. São simples de construir, relativamente baratas e fáceis de ajustar e encaixar pelo cirurgião ou pelo clínico de restauração.
  Um aparelho Essix, alternativo às restaurações provisórias suportadas por tecidos, pode ser utilizado como prótese removível num espaço interoclusal limitado ou numa sobremordida anterior profunda. As limitações desta restauração provisória incluem a sua incapacidade de moldar o tecido mole circundante. [4]

- Restauração provisória suportada pelo dente
  Inclui a utilização de braquetes ortodônticos e arcos em vários dentes adjacentes ao local do implante com um pôntico fixo. Um método alternativo é a utilização de pônticos provisórios colados com resina, que são suportados pelo dente e retidos através do condicionamento ácido dos dentes adjacentes. Os dentes naturais ou acrílicos colados com resina podem ser reforçados com resina composta e/ou fita de polietileno de peso molecular ultra-elevado [5]

- Restaurações provisórias de implantes de transição
  Em áreas com desdentação parcial alargada, onde não existem ou são limitados os pilares naturais para suportar uma restauração provisória, podem ser utilizados um ou mais implantes de transição. [6] Estes implantes de transição são carregados imediatamente para suportar a restauração provisória. Podem ser utilizados para suportar restaurações fixas ou para reter próteses mandibulares completas. Não devem interferir com potenciais locais de implantes, nem ser colocados em osso de fraca qualidade. Quando a profundidade do osso disponível é inferior a 14 mm ou a quantidade de osso cortical é insuficiente para proporcionar estabilização, o implante provisório imediato pode ser contraindicado.[6] Assim que os implantes se integrem, a restauração provisória de suporte será convertida numa restauração provisória suportada por implantes e os implantes

provisórios serão recuados para fora da posição utilizando um braço de catraca e uma ferramenta de inserção utilizada no modo inverso

Provisionalização Colocação de pós-implantes

- Restaurações provisórias retidas por implantes
  As restaurações provisórias podem ser utilizadas no momento da colocação do implante ou após um período de cicatrização adequado. O termo "restauração imediata" é utilizado quando uma prótese é fixada aos implantes no prazo de 48 horas sem atingir o contacto oclusal total com a dentição oposta, enquanto que "carga imediata" é quando a prótese é fixada aos implantes em oclusão no prazo de 48 horas. [7]
  A decisão de restaurar ou carregar imediatamente implantes dentários é normalmente tomada durante a fase de planeamento do tratamento. O tratamento só pode ser confirmado clinicamente no momento da colocação do implante, com uma avaliação adequada da estabilidade do implante, da qualidade do osso e da saúde geral do local. A estabilidade primária destes implantes é crucial na decisão de provisionalização imediata.[8]
  Na carga imediata da mandíbula edêntula, a prótese existente do paciente pode ser convertida numa prótese híbrida fixa provisória aparafusada. A técnica envolve a colocação de cilindros provisórios nos implantes e a modificação da prótese mandibular existente do paciente. Estes cilindros são cimentados ao resto da prótese utilizando resina autopolimerizável. A dentadura é então convertida numa prótese fixa híbrida provisória aparafusada de carga imediata com um mínimo de cantilever e contactos oclusais. [3]
- Provisórios retidos com cimento
  A maioria das empresas de implantes tem pilares pré-fabricados para restaurações cimentadas. Estes pilares são fornecidos em várias alturas para permitir espaço suficiente para o metal e a porcelana na construção da coroa. As restaurações provisórias são normalmente feitas a partir de uma concha personalizada pré-fabricada, revestida com resinas fotopolimerizáveis ou autopolimerizáveis intra-oralmente para capturar o componente de indexação do pilar e, em seguida,

completada extra-oralmente para se ajustar às margens da restauração do implante.

Um pilar meso provisório permitiria uma ligação maquinada no ombro do implante e uma margem de cimento personalizada que pode ser modificada para permitir uma margem de restauração ligeiramente subgengival para facilitar a remoção do cimento. Este pilar pode ser modificado intra ou extra-oralmente, preparado com uma broca de diamante com um nível de cimento acessível colocado imediatamente abaixo da margem gengival, e pode ser feita a correção de quaisquer problemas de angulação para reter a coroa provisória. Uma coroa provisória cimentável é então construída utilizando a técnica convencional de coroa e ponte

- Próteses provisórias aparafusadas

  As restaurações provisórias aparafusadas eliminariam a possibilidade de ter qualquer cimento temporário presente no tecido peri-implantar. Isto pode ser conseguido utilizando cilindros provisórios colocados diretamente ao nível do implante. A coroa provisória pode então ser construída no laboratório sobre o molde mestre ou no consultório, utilizando resina autopolimerizável ou fotopolimerizável ou resina composta, de acordo com o enceramento de diagnóstico. O cilindro provisório tem frequentemente de ser ajustado para se adaptar à oclusão

  A vantagem mais importante das restaurações provisórias no início do procedimento de restauração é a modelação dos tecidos peri-implantares. [9] 6 Um tecido peri-implantar bem moldado, incluindo as papilas interdentárias, facilitará o assentamento da prótese definitiva. A restauração provisória pode ser modificada ao longo de várias consultas para obter o perfil de emergência pretendido

A necessidade de provisionalização deve ser considerada durante a fase de planeamento do tratamento e reavaliada continuamente ao longo da terapia com implantes. Os clínicos também precisam de ser capazes de transferir a informação recolhida a partir da restauração provisória para o laboratório. A construção de uma restauração provisória pode ocupar mais tempo no consultório, mas pode poupar tempo e despesas nas consultas subsequentes, produzindo assim melhores restaurações

REFERÊNCIA

1. O glossário de termos de prótese dentária. 8ª ed. J Prosthet Dent 2005;94:46.
2. Margeas RC. Estética gengival peri-implantar previsível: utilização do dente natural como provisório após a colocação do implante. J Esthet Restor Dent 2006;18:5-12.
3. Santosa RE. Opções de restauração provisória em dentisteria de implantes. Australian dental journal. 2007 Sep;52(3):234-42.
4. Sheridan JJ, Ledoux W, McMinn R. Retentores Essix: fabrico e supervisão para retenção permanente. J Clin Orthod 1993;27:37-45
5. colocação de implantes. Pract Proced Aesthet Dent 2001;13:711-715. 8. Priest G. Potencial estético das restaurações provisórias de implante único: critérios de seleção das alternativas disponíveis. J Esthet Restor Dent 2006;18:326-338.
6. Babbush CA. Implantes provisórios: aspectos cirúrgicos e protéticos. Implant Dent 2001;10:113-120.
7. Morton D, Jaffin R, Weber HP. Restauração e carga imediatas de implantes dentários: considerações clínicas e protocolos. Int J Oral Maxillofac Implants 2004;19 Suppl:103-108
8. Balshi TJ, Wolfinger GJ. Carga imediata de implantes Brånemark em mandíbulas edêntulas: um relatório preliminar. Implant Dent 1997;6:83-88.
9. . Chee WW, Donovan T. Utilização de restaurações provisórias para melhorar os contornos dos tecidos moles para restaurações de implantes. Compend Contin Educ Dent 1998;19:481-489.

CAPÍTULO 7: COMPLICAÇÕES ESTÉTICAS

Um implante com uma osseointegração bem sucedida pode ainda ser considerado um fracasso se a prótese final não proporcionar a estética ideal exigida. Este fracasso pode dever-se a várias razões, algumas das quais não podem ser tratadas. O resultado estético de uma restauração suportada por implantes é afetado por quatro factores principais: (1) colocação do implante, (2) condição dos tecidos moles, (3) condição óssea e (4) condição protética. [1]

As possíveis complicações do tratamento na zona estética podem ser divididas de acordo com o motivo da ocorrência:

- Etiologia: Os principais factores etiológicos que conduzem à falha do implante são (a) erros de colocação do implante ou falta de estabilização primária do implante (b) infeção intra-oral ou complicações nos tecidos moles (c) falta de biocompatibilidade do material do implante ou inserção do implante em osso de fraca qualidade (d) trauma cirúrgico excessivo; e/ou (e) carga defeituosa ou binário excessivo durante a ligação do pilar.
- Biológica: Envolve a invasão bacteriana dos tecidos peri-implantares que resulta em alterações inflamatórias dos tecidos moles e numa rápida perda óssea. Esta condição foi denominada peri-implantite e foi definida por Meffert (1992) como a perda progressiva de osso peri-implantar, bem como alterações inflamatórias dos tecidos moles. [2]
- Factores pessoais: O sucesso clínico global do implante dentário depende da estreita cooperação entre uma equipa dentária que envolve também o paciente.
- Tecidos defeituosos: existe uma relação entre o insucesso do implante e a ausência de uma faixa adequada de mucosa queratinizada em redor do pilar. [3] Os tecidos marginais periabutment devem constituir uma barreira funcional entre o ambiente oral e o osso hospedeiro, vedando o local de fixação óssea de agentes nocivos e traumas térmicos e mecânicos. [4]

Tabela 1: Tipos de complicações estéticas	
Complicações do posicionamento do implante	
Complicações dos tecidos moles peri-implantares	Recessão marginal dos tecidos moles Deiscência Formação de cicatrizes pós-cirúrgicas Papila em falta Volume de tecido bucal em falta Perda de tecido queratinizado Abertura da linha de incisão Inflamação dos tecidos moles
Complicações dos tecidos duros peri-implantares	
Complicações protéticas e biomecânicas	

Complicações do posicionamento do implante

A posição incorrecta do implante no rebordo alveolar pode ocorrer devido a muitos factores, tais como o fabrico impreciso da férula cirúrgica, a falta de controlo durante o procedimento de perfuração, um planeamento pré-cirúrgico deficiente, um armamento deficiente e a falta de conhecimentos ou experiência. O posicionamento axial incorreto do implante dentário dentro do seu alojamento pode formar um sulco gengival profundo com epitélio juncional longo, o que pode ser uma consequência grave devido ao posicionamento ainda mais profundo do implante. Isto cria um ambiente favorável à colonização e povoamento de vários tipos de bactérias, incluindo bactérias anaeróbicas. [5]

Quanto mais profundamente um implante for inserido no osso, mais osso será reabsorvido à volta do implante após a cirurgia de segunda fase com ligação do pilar. A inflamação e a hemorragia gengival ocorrem normalmente como resultado da inacessibilidade para medidas de higiene de um lado e das endotoxinas bacterianas do outro lado. O problema começa no momento da inserção, quando se torna difícil assentar as próteses.

Se o implante for colocado demasiado raso, resulta muitas vezes numa coroa curta com margens apertadas devido à ausência de "espaço de corrida". Isto coloca os componentes protéticos numa localização supragengival.

A violação da placa óssea labial ou do tecido mole labial afecta o suporte labial, podendo afetar a harmonia labial.

A colocação da angulação do implante demasiado para a língua pode resultar em apinhamento da língua, afectando o espaço linguístico, o que pode comprometer significativamente a fala e a mastigação

Complicações dos tecidos moles peri-implantares

As complicações pós-operatórias dos tecidos moles podem ser devastadoras para o sucesso global do implante. s. As possíveis complicações dos tecidos moles são as seguintes.

- Recessão marginal dos tecidos moles

O estado dos tecidos moles marginais à volta da superfície labial das restaurações suportadas por implantes pode ser influenciado por muitos factores, tais como

1. A biocompatibilidade dos componentes transmucosos: Se os componentes transmucosos não forem biocompatíveis, o tecido mole migra apicalmente. Os melhores materiais são provavelmente o zircónio e o titânio, e os materiais menos favoráveis são o ouro e a resina acrílica.
2. Remoção e colocação repetidas do pilar, o que leva ao rompimento das células e à rutura da largura biológica, porque o desaparafusamento repetido do pilar perturba mecanicamente o mecanismo de fixação celular e pode levar à migração apical do aparelho de fixação.
3. Afrouxamento da ligação da interface do implante, que forma um espaço que alberga bactérias que podem invadir os tecidos circundantes. O afrouxamento adicional do parafuso a longo prazo ativa a perda óssea e a migração apical dos tecidos moles.
4. Uma tração muscular no local do implante, que pode levar a uma recessão gengival contínua e constante à volta dos dentes naturais.
5. A localização da ligação implante-pilar em relação à crista óssea.
6. Carga de cisalhamento para além dos limites razoáveis, que pode induzir o afrouxamento do parafuso e destruir a crista óssea marginal e levar à recessão gengival subsequente.

7. A localização do colarinho liso do implante em relação ao nível ósseo, que pode induzir a reabsorção óssea devido à falta de afinidade do osso com superfícies lisas, o que pode levar a uma possível migração dos níveis de fixação.
8. A pressão contínua induzida por uma prótese removível ou margens protéticas defeituosas pode levar à recessão gengival.
9. Entrega prematura da prótese definitiva (mínimo de dois meses), o que provou levar à recessão gengival pós-inserção, uma vez que o tecido mole deve atingir um estado estável antes da inserção da coroa definitiva.
10. Contorno ósseo na segunda fase da cirurgia, o que pode estimular uma maior reabsorção óssea que inicia a recessão gengival.
11. A geometria do diâmetro do implante em relação ao tamanho do pilar utilizado, que pode influenciar os níveis ósseos através da mudança de plataforma.
12. A utilização de desinfectantes à base de álcool para os pilares de cicatrização, que pode levar à morte celular dos tecidos peri-implantares e a uma maior recessão.

- Deiscência

A exposição precoce de uma parte da estrutura do implante dentário através do tecido mole circundante pode levar a uma complicação grave durante a fase inicial de cicatrização. A deiscência pode ocorrer devido a suturas demasiado apertadas, ao fecho do retalho sob tensão, a uma quantidade reduzida de tecidos queratinizados, a bordos da ferida rasgados ou a um retalho lacerado, a tração muscular ao longo dos bordos da ferida e/ou a hábitos orais. A deiscência pode ocorrer devido a suturas demasiado apertadas, ao fecho do retalho sob tensão, a uma diminuição da quantidade de tecidos queratinizados, a bordos da ferida rasgados ou a um retalho lacerado, a tração muscular ao longo dos bordos da ferida e/ou a hábitos orais. [6]

Tal (1999) classificou a exposição precoce espontânea de implantes submersos nas seguintes classes clínicas: [7]

i. Classe 0: A mucosa que cobre o implante está intacta.

ii. Classe 1: Observa-se uma rutura na mucosa que cobre o implante. O parafuso de cobertura pode ser detectado por uma sonda periodontal.
iii. Classe 2: A mucosa acima do parafuso de cobertura está fenestrada. O parafuso de cobertura é visível. Os limites da abertura da perfuração não atingem nem se sobrepõem aos limites do parafuso de cobertura em nenhum ponto.
iv. Classe 3: O parafuso de cobertura é visível. Em algumas partes, os bordos da abertura da perfuração sobrepõem-se aos bordos do parafuso de cobertura.
v. Classe 4: O parafuso de cobertura está completamente exposto.

Barboza e Caula (2002) descreveram outra divisão detalhada para a exposição de implantes, bem como recomendações clínicas para o tratamento: [8]

i. Classe I: Exposição parcial precoce espontânea do parafuso de cobertura - uma comunicação entre o parafuso de cobertura e a cavidade oral, com uma mucosa fenestrada ainda a cobrir parcialmente o parafuso de cobertura.
ii. Classe II: Exposição total precoce espontânea do parafuso de cobertura - a fenestração revela completamente o parafuso de cobertura. As subdivisões são propostas com base em sinais clínicos de saúde, inflamação e supuração.
iii. Classe A: Sem sinais de inflamação. A textura, o volume e a cor da mucosa estão dentro dos limites normais de saúde. Não se observa exsudado purulento.
iv. Classe B: Sem sinais de inflamação com supuração. A textura, o volume e a cor da mucosa estão dentro dos limites normais de saúde; no entanto, está presente exsudado purulento.
v. Classe C: Os sinais de inflamação e a textura e/ou cor da mucosa estão alterados, podendo estar presente mucosa edematosa e/ou dor. No entanto, visualmente ou à palpação, não se observa exsudado purulento.
vi. Classe D: Sinais de inflamação com supuração, a mucosa fenestrada apresenta sinais de inflamação e, visualmente ou à palpação, observa-se exsudado purulento.

Barboza e Caula (2002) introduziram quatro modalidades de tratamento distintas para a deiscência de implantes: [9]

a. A modalidade de tratamento n.º 1 inclui a limpeza profissional do parafuso de cobertura se for detectada placa bacteriana ou cálculo. O parafuso de cobertura deve ser limpo mecanicamente com curetas específicas, ar abrasivo, taça de borracha, pasta de polimento, reforço das instruções de higiene oral e bochechos com digluconato de clorexidina a 0,12%. Se estiverem presentes sinais de inflamação, são necessários períodos de recoleção mais curtos. As radiografias são indicadas para avaliar a morfologia do osso peri-implantar.
b. A modalidade de tratamento n.º 2 inclui a identificação de microrganismos e a terapia antibiótica. Na presença de exsudados purulentos, é indispensável uma informação microbiana específica. Devem ser recolhidas amostras microbiológicas para identificar os possíveis agentes patogénicos. Se o paciente apresentar um problema peri-implantar localizado, pode ser considerada uma terapia antibiótica tópica. Se estiverem presentes outras áreas de doença periimplantar ou periodontal, deve ser administrado um antibiótico sistémico.
c. A modalidade de tratamento n.º 3 inclui a exposição cirúrgica do parafuso de cobertura e a adaptação de um pilar de cicatrização para evitar o recrescimento da mucosa e facilitar a higiene oral do paciente.
d. A modalidade de tratamento n.º 4 inclui o tratamento típico da periimplantite. Se a destruição óssea for detectada radiograficamente, é necessária uma intervenção cirúrgica para corrigir a morfologia dos tecidos ou para aplicar técnicas de regeneração óssea guiada

- Formação de cicatrizes pós-cirúrgicas
  Como resultado de múltiplas cirurgias, aproximação incorrecta dos bordos do retalho, desenho incorreto do retalho ou manipulação não meticulosa dos tecidos, pode formar-se tecido cicatricial ou um calo de tecido mole. Os tecidos cicatriciais podem ser tratados através de resurfacing a laser ou excisão e enxerto de tecido mole onlay
- Papila em falta

A preservação da papila interdentária ou do implante provisório é uma questão importante para o sucesso global do tratamento, porque a papila peri-implantar ou a papila do implante provisório em falta pode levar a sérios problemas estéticos, tais como uma papila embotada entre dois implantes adjacentes ou um aspeto de triângulo preto entre os dentes. Devem ser feitos todos os esforços para preservar ou poupar a papila durante o tratamento. Se a papila for perdida, deve ser efectuado um tratamento regenerativo.

- Volume de tecido bucal em falta
  A falta de volume do tecido bucal pode resultar de manipulações cirúrgicas incorrectas, quer quando a estrutura do implante é inserida num volume de tecido insuficiente, quer quando ocorre a descamação do tecido mole durante a cicatrização. O volume global dos tecidos moles bucais é reduzido horizontal ou verticalmente e esta redução do volume dos tecidos pode influenciar a estética do implante e o perfil protético global. As opções de tratamento para recuperar o volume de tecido perdido são previsíveis, especialmente se o volume de tecido em falta se situar na dimensão horizontal, porque os enxertos de tecido mole conjuntivo podem ser utilizados rotineiramente para recuperar o volume em falta
- Perda de tecido queratinizado
  Como resultado de uma cicatrização bem sucedida dos tecidos ou de um procedimento de enxerto ósseo, ocorre por vezes uma possível redução da quantidade de mucosa queratinizada. Uma redução significativa dos tecidos pode dever-se à deslocação coronal dos tecidos labiais para fechar os tecidos sem tensão. A redução resultante nos tecidos queratinizados pode exigir um procedimento de enxerto onlay para recuperar a continuidade da banda de tecido ou um retalho de reposicionamento apical. Uma vestibuloplastia pode ser realizada após a conclusão do enxerto onlay. Também pode ser utilizado um enxerto de tecido conjuntivo para melhorar a qualidade do tecido, quer na primeira quer na segunda fase da cirurgia.
- Abertura da linha de incisão
  A abertura da linha de incisão é um acontecimento muito comum que ocorre durante a fase de cicatrização. Existem vários factores que contribuem para isso, tanto sistémicos como locais. A abertura da linha de incisão pode levar à rápida degradação do enxerto ósseo ou

da interface osso-implante. As razões para a abertura devem ser identificadas no caso de uma abertura da linha de incisão que exponha o enxerto subjacente ou a fixação do implante. A maior parte da abertura da linha de incisão deve-se normalmente ao fecho do retalho sob tensão, à irritação local provocada por uma prótese existente ou a condições sistemáticas não controladas, como a diabetes mellitus.

- Inflamação dos tecidos moles
  A invasão bacteriana dos tecidos peri-implantares pode resultar em alterações inflamatórias dos tecidos moles e numa rápida perda óssea. Tonetti e Schmid (1994) também dividiram a reação do hospedeiro à invasão bacteriana em dois grupos: mucosite peri-implantar e peri-implantite. [10] Mombelli e outros (1987) demonstraram que os bastonetes gramnegativos, incluindo bacteroides e fusobacterium ssp. são consistentes com implantes falhados. [11]

Complicações dos tecidos duros peri-implantares

Foram introduzidos vários métodos de enxerto ósseo para restaurar defeitos ósseos maxilares e mandibulares. No entanto, foram registadas complicações pós-operatórias e intra-operatórias no tratamento, devidas à incapacidade de detetar problemas sistémicos ocultos, a decisões conceptuais inadequadas por parte do médico ou a uma combinação de razões biológicas ou técnicas.

A utilização de materiais de enxerto ósseo alogénicos e aloplásticos como alternativa aos enxertos autógenos tem sido amplamente documentada na literatura. Observou-se que a quantidade de osso cicatrizado após regeneração óssea guiada (ROG) com aloenxerto ósseo desmineralizado liofilizado (DFDBA) e uma membrana bioabsorvível é significativamente menor do que a quantidade inicial.

As desvantagens dos aloenxertos incluem o risco de rejeição, a elevada taxa de infeção, a não união, o risco de reabsorção rápida e os problemas relacionados com a considerável precisão técnica necessária para acondicionar e manter o enxerto no lugar nos locais de hemorragia. [12]

Os procedimentos de regeneração tecidular guiada (RTG) que utilizam membranas reabsorvíveis ou não reabsorvíveis têm causado a exposição de uma pequena porção do aspeto coronal da membrana, normalmente perto de um local de incisão na crista ou adjacente a uma superfície dentária proximal e um espaço lateral ao local onde a barreira de e-PTFE é criada. Este espaço, por vezes designado por "pseudobolsa", representa um local potencial para a colonização bacteriana. [13]

O enxerto ósseo autógeno em qualquer procedimento reconstrutivo é considerado o padrão de ouro, uma vez que fornece proteínas como substratos de reforço ósseo, minerais e células ósseas vitais para o local recetor, resultando em elevadas taxas de sucesso. Os enxertos trabeculares fornecem numerosas células osteogénicas na sua estrutura, enquanto um enxerto cortical tem menos células osteogénicas sobreviventes, mas fornece a maior parte da proteína morfogenética óssea (BMP), o agente essencial para a formação óssea. [14]

A decisão de utilizar um determinado material de enxerto ou uma determinada técnica de enxerto deve basear-se no seguinte:

- Natureza e dimensão do defeito
- Propriedades físicas do enxerto
- Propriedades químicas do enxerto
- Mecanismo(s) de ação do enxerto
- Plano de recuperação previsto

Complicações protéticas e biomecânicas

a fratura do implante e as complicações relacionadas com a ligação e a superestrutura são consideradas complicações técnicas.

A seleção adequada do paciente e o planeamento protético biomecânico são os principais componentes para alcançar o sucesso do tratamento. Misch (1993b) afirmou que devem ser avaliadas 10 considerações protéticas antes de o plano de tratamento final ser apresentado ao doente:

(1) espaço inter-arcos

(2) posição permucosa do implante

(3) plano oclusal existente

(4) relação de arco

(5) forma de arco

(6) oclusão existente

(7) próteses existentes

(8) número e localização dos dentes em falta

(9) linha dos lábios

(10) flexão mandibular.

Qualquer plano de tratamento que vise o sucesso deve incluir estas 10 considerações no seu planeamento protético.

Um dos factores mais cruciais é conseguir uma adaptação passiva durante a inserção da prótese. Esta é considerada uma das chaves para o sucesso das restaurações suportadas por implantes dentários nas zonas estética e funcional. O ajuste passivo reduz as tensões a longo prazo ao longo da superestrutura do implante ou de quaisquer componentes relacionados, e protege o osso adjacente aos implantes. [15]

A sobrecarga pode ser definida como uma situação em que as forças oclusais sobre uma prótese suportada por implantes exercem um momento de flexão na secção transversal do implante na crista óssea, levando à perda de osso marginal e/ou eventual fadiga do implante. [16] A reabsorção óssea à volta de um implante pode ser causada por sobrecarga. Isto induz momentos de flexão no implante. [17] Existem três factores causais associados a Complicações de Tratamento na Zona Estética 325 flexão do implante: (1) implantes em linha, (2) alavancagem, e (3) bruxismo ou forças oclusais pesadas.[18]

O carregamento demasiado rápido do implante é considerado uma das causas mais comuns de fracasso protético. Nos protocolos de implantes com carga retardada, Branemark (1983) afirmou que um protocolo rigoroso requer um período de cicatrização sem stress de três a seis meses para que ocorra a osteointegração.[19] Misch afirmou que, às 16 semanas, o osso circundante está apenas 70% mineralizado e ainda tem osso tecido como componente. O osso tecido tem uma estrutura desorganizada que não consegue suportar tensões. [20]

REFERÊNCIA

1. El Askary, A.S., R.M. Meffert, e T. Griffin. 1999a. Porque é que os implantes dentários falham, Parte I. Implant Dent, 8, pp. 173-185.
2. Esposito, M., J.-M. Hirsch, U. Lekholm, et al. 1998. Factores biológicos que contribuem para falhas de implantes orais osseointegrados (II). Etiopatogénese. Eur J Oral Sci, 106, pp. 721-764
3. Krekeler, G., W. Schilli, e J. Diemer. 1985. A saída do dente pilar artificial deve ser posicionada na região da gengiva anexa? Int J Oral Surg, 14, pp. 504-508.
4. Adell, R., U. Lekholm, e B. Rockler. 1981. Um estudo de 15 anos de implantes osseointegrados no tratamento de maxilares edêntulos. Int. J Oral Surg, 10, pp. 387-416.
5. Misch, C.E. 1995. O comprometimento da saúde estética do implante dentário unitário anterior maxilar. Int J Dent Symp, (1), pp. 4-9.
6. Toljanic, J.A., M.L. Banakis, L.A. Willes, et al. 1999. Exposição de tecidos moles de implantes endósseos entre a cirurgia de fase I e II como potencial indicador de perda óssea crestal precoce. Int J Oral Maxillofac Implants, 14, pp. 436-441.
7. Tal, H. 1999. Exposição espontânea precoce de implantes submersos: 1. Classificação e observações clínicas. J Periodontol, 70, pp. 213-219.
8. Barboza, E., A. Caula, e F. Machado. 1999. Potencial da proteína morfogenética óssea humana recombinante-2 na regeneração óssea. Implant Dent, (4), pp. 360-366.
9. Barboza, E., e A. Caula. 2002. Diagnóstico, classificação clínica e proposta de tratamento da exposição precoce espontânea de implantes submersos. Implant Dent, 11, pp. 331-337.
10. Tonetti, M.S., e J. Schmid. 1994. Patogénese das falhas de implantes. Periodontol 2000. 4, pp. 127-38.
11. Mombelli, A., M.A.C. Van Oosten, E. Schurch, et al. 1987. A microbiota associada a implantes de titânio osseointegrados bem sucedidos ou falhados. Oral Microbiol Immunol, 2, pp. 145-151.
12. Lane, J.M. 1995. Substitutos de enxertos ósseos. West J Med, (163), pp. 565-567.
13. Selvig, K., R. Nilveus, B. Kersten, e S. Khorsandi. 1990. Observação microscópica eletrónica de varrimento da população celular e

contaminação bacteriana de membranas utilizadas para regeneração guiada de tecidos em humanos. J Periodontol, 61, pp. 515-520.
14. Burchardt, H. 1987. Biologia do transplante ósseo. Orthop Clin North Am, 18, pp. 187-195.
15. Jemt, T. 1991. Falhas e complicações em 391 próteses fixas inseridas consecutivamente suportadas por implantes Branemark em maxilares edêntulos: Um estudo do tratamento desde o momento da colocação da prótese até ao primeiro controlo anual. Int J Oral Maxillofac Implants, 6, pp. 270-275.
16. Rangert, B., P.H.J. Krogh, B. Langer, et al. 1995. Sobrecarga de flexão e fratura de implantes: Uma análise clínica retrospetiva. Int J Oral Maxillofac Implants, 10, pp. 326-334
17. Quirynin, M., J. Naert, e D. Van Steenberghe. 1992. Influência do desenho do acessório e da sobrecarga, perda óssea marginal e sucesso do implante no sistema Branemark. Clin Oral Impl Res, 3, pp. 104-111.
18. Perel, M.L. 1994. Hábitos parafuncionais, guardas noturnos e implantes de forma radicular. Implant Dent., 3, pp. 261-263
19. Branemark, P.-I. 1983. Osseointegração e seus antecedentes experimentais. J Prosthet Dent, 50, pp. 399-440.
20. Roberts, W., P. Turley, N. Brezniak et al. 1987. Bone physiology and metabolism, J Calif Dent Assoc, 2, pp. 155-156.

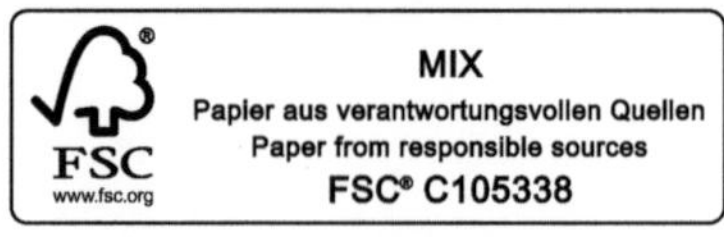

Printed by Books on Demand GmbH, Norderstedt / Germany